PUBLIC HOSPITAL
STRATEGIC MANAGEMENT

公立医院
战略管理

✚

韩斌斌　张建功　主编

郑州大学出版社

图书在版编目(CIP)数据

公立医院战略管理 / 韩斌斌，张建功主编. — 郑州：郑州大学出版社，2021.9(2021.11 重印)

ISBN 978-7-5645-8159-6

Ⅰ. ①公… Ⅱ. ①韩… ②张… Ⅲ. ①医院 - 战略管理 Ⅳ. ①R197.32

中国版本图书馆 CIP 数据核字(2021)第 178420 号

公立医院战略管理

GONGLI YIYUAN ZHANLÜE GUANLI

策　　划	韩　晔　李勇军	封面设计	孙文恒
责任编辑	刘晓晓	版式设计	孙文恒
责任校对	申从芳	责任监制	凌　青　李瑞卿

出版发行	郑州大学出版社有限公司(http://www.zzup.cn)
地　　址	郑州市大学路 40 号(450052)
出 版 人	孙保营
发行电话	0371-66966070
经　　销	全国新华书店
印　　刷	河南瑞之光印刷股份有限公司
开　　本	890 mm×1 240 mm　1 / 32
印　　张	8.375
字　　数	161 千字
版　　次	2021 年 9 月第 1 版
印　　次	2021 年 11 月第 2 次印刷

书　　号	ISBN 978-7-5645-8159-6	定　价	48.00 元

本书如有印装质量问题,请与本社联系调换。

编 委 会

序　言

用量化思维构建"OMC"战略管理新范式

刘俊勇

2017 年 3 月，通过河南省肿瘤医院总会计师韩斌斌女士引荐，在河南省肿瘤医院党委书记、院长张建功先生及其管理团队的充分信任和支持下，我和团队首次将战略地图和平衡计分卡引入公立医院。整个项目持续了近一年的时间，通过行动学习的方式，一步步梳理明确了该院的战略总目标，共识出战略主题 11 项，战略目标 17 项，战略指标 32 项，并绘制出了院级战略地图和平衡计分卡。在此基础上，河南省肿瘤医院整合全院的智慧，逐渐形成了一个具有肿瘤医院特色的、内容全覆盖、目标清晰、要素量化、全面协同的"OMC"（objective 目标，measure 量化，cooperation 协同）管理思维，并建立了闭环的战略管理体系，规范了医院各项行为，有力地促进了医院的深度变革和提质增效。

过去的三年时间里，河南省肿瘤医院战略管理年年有优化，平衡计分卡次次有更新,"OMC"管理思维已与战略和运营管理有机融合。正如张建功院长所讲的那样,在"OMC"管理思维指导下,围绕医院战略目标,"思想统一、方法统一、行动统一、语言统一"的管理新范式正在形成,持续提升医院精细化管理水平,使医院获得持久的竞争力。

河南省肿瘤医院的实践,不仅助力医院高质量发展,也为业界开展基于平衡计分卡的战略管理提供了中国化成功范例,更可谓平衡计分卡理论中国化创新的典范。其理论创新可以归纳为4点:一是构建了公立医院战略管理理论框架。本书基于多年的实践,借鉴传统企业战略管理理论,创造性地提出了公立医院战略管理的理论框架。特别是在院级战略层级上,将公立医院战略划分为技术领先、服务领先和研究领先,具有首创性。二是提出了公立医院平衡计分卡的应用框架。该院将源自企业领域的经典平衡计分卡四个层面改变为患者与政府、内部流程、学习与成长、资源配置,为非营利组织应用平衡计分卡提供了借鉴。将经典的六步闭环管理细化为操作性更强的战略管理十步骤。三是整合性而非孤立性应用多种管理工具,从本书前后连贯的框架结构中即可看出。我认为对于管理工具的应用不在于多,应用多少种管理工具也不存在标准答案,河南省肿瘤医院给出了一种经过实践检验行之有效的解决方案。比如,该院对战略分类、战略分析等经典工具在公立医院应用进行了深入思考并提炼出了应用模型；该院对预算等经典工具也从战略角度进行了创造性发展。四是采用行动学习方式实现组织发展。传统上多数企事业单位采用咨询方式来引入新理念新方法，但因为内部各级管理者缺乏深入参与，导致效果不理想。而行动学习方式，是以内部各级管理者组成学习团队，通过对理论和案例的学习和反思，借助于行动学习工具对自己的问题进行结构化研讨，从而找到问题解决方案，在实现组织发展的同时也实现个人成长。

相信本书的出版，将极大地促进战略管理理念和工具方法的传播和推广，对于公立医院推动战略规划、战略执行、实现战略目标以及提升战略和运营管理能力等方面有诸多启发和帮助。

2021 年 7 月

（刘俊勇，中央财经大学会计学院党委书记、教授，中国管理会计研究与发展中心主任）

目　录

第一章　公立医院与战略管理　　　　　　　　　　　001

　第一节　公立医院是否需要战略管理　　　　　　002

　第二节　公立医院战略管理现状　　　　　　　　014

　第三节　河南省肿瘤医院战略管理概述　　　　　024

第二章　战略及战略管理概论　　　　　　　　　　　037

　第一节　什么是战略　　　　　　　　　　　　　038

　第二节　什么是战略管理　　　　　　　　　　　043

　第三节　战略管理的演变和学派　　　　　　　　045

　第四节　医院战略管理　　　　　　　　　　　　050

第三章　使命、愿景和价值观　　　　　　　　　　　058

　第一节　使命、愿景和价值观的内涵　　　　　　059

　第二节　使命、愿景和价值观与战略管理的关系　066

第三节　使命、愿景和价值观的形成　　069

第四节　案例　　075

第四章　战略分析　　079

第一节　外部环境分析　　080

第二节　组织内部分析　　091

第三节　综合分析　　096

第四节　案例　　100

第五章　战略选择　　105

第一节　院级战略类型　　106

第二节　业务战略类型　　112

第三节　职能战略类型　　116

第四节　案例　　141

第六章　战略规划　　150

第一节　战略目标解码　　151

第二节　行动方案设计　　158

第三节　预算资源配置　　161

第四节　工具方法应用　　170

第五节　案例　　179

第七章　战略执行与控制　214

　　第一节　战略执行　215

　　第二节　战略控制　226

　　第三节　案例　233

结　语　240

参考文献　244

后　记　251

第一章　公立医院与战略管理

正视这个世界的现状，将使我们重获希望。

夜幕降临，五彩斑斓的霓虹灯笼罩整座城市。A 先生点起了手中的香烟，惆怅地问起 B 教授："我在这家医院十年了，我们兢兢业业，十年如一日，可为何我们的医院却一直没有进步呢？"B 教授笑了笑，向窗外示意："你抬头看外面。"窗外千玺广场的灯光秀已经上演，不断变换的色彩和造型竟让 A 先生有些入迷。"我们现在身处的这个世界，每天都在改变。"B 教授的话打断了 A 先生的思绪，"你用十年前的管理模式经营着一家医院，而没有正视这个世界现在的需要，这如何能够成功呢？"

那对于医院而言，这个"需要"到底是什么呢？

第一节　公立医院是否需要战略管理

随着我国经济的发展和人民生活水平的提高，医疗卫生服务体系日趋完善，人民健康素养水平逐渐提高，群众的医疗卫生健康需求迅速释放，人民日益增长的优质医疗服务需要和不平衡不充分的卫生事业发展之间的矛盾逐渐突出。在这种背景下，作为医疗卫生服务体系中医疗资源的聚集地——公立医院，由于医疗服务本身信息的不对称、可替代性较弱等特点，在市场机制的驱动下往往"一家独大"，认为只要不断地扩大规模，增加床位，便会取得良好的发展，不需要过多考虑外部环境的变化和长期目标的实现，战略管理对于这部分公立医院而言其重要意义并不突出。同时，在公立医院推动战略管理也并非易事，一方面组织认知惯性、文化惯性、结构惯性与行为惯性会严重制约管理变革，贸然推行难以获得内部职工的支持和配合；另一方面公立医院自身面临着政策、经济、伦理、技术、人员等多方面复杂的问题，涉及利益相关者众多，在长期规划的过程中稍有不慎，就会对医院造成极其不利的影响。

可见，在战略管理缺位的情况下，公立医院仍旧迎来了前所未有的发展，而战略管理的制定与实施又伴随着一定的难度和风险，那么公立医院需要战略管理吗？

答案是肯定的。

一、公立医院实施战略管理的必然性

（一）从企业战略管理演变历程谈起

企业的管理经历了生产管理、经营管理与战略管理三个阶段。在生产管理阶段，市场供给小于需求，企业的重心在于解决生产效率问题。在经营管理阶段，生产力发展使得生产效率不断提升，商品经济繁荣，企业的重心转到以市场为中心的经营策略上来。而随着外部环境不确定性的增加和竞争的加剧，企业管理也不仅仅满足于对当下事物进行管理，对未来的规划成为企业日益关注的重点，企业管理逐渐进入战略管理阶段。

从时间维度来看，战略管理大致开始于20世纪60年代，尽管学者们对战略的开端尚未形成统一的认识，但大部分学者都将艾尔弗雷德·D.钱德勒（Alfred D. Chandler）的《战略与结构》看作战略管理理论的基石，认为其在商业环境中提出了战略的概念和"战略—结构"的分析框架。随后，学者们从不同的角度对战略管理展开了研究：伊戈尔·安索夫（Igor Ansoff）认为战略是一个有意识的计划过程，并提出了包括产品与市场范围、增长向量、协同效应和竞争优势在内的四个战略构成要素。肯尼斯·安德鲁斯（Kenneth R. Andrews）将战略管理看作由高层管理者负责的规划，能够使得企业自身情况与所处环境相互匹配、相互适应，在此基础上提出了著名的 SWOT 分析（态势分析）框架。这个时期的战略管理为后续理论的发展和完善奠定了坚实的基础。

20 世纪 70 年代，一批学者发现现有的战略管理难以应付不断增加的环境不确定性和不连续性，进而提出企业战略应随着环境的波动而调整的观点。这一时期战略管理思想是沿着"权变理论"和"规制理论"两条路径展开的。权变理论强调了战略对环境的主观能动性，认为企业为争得主动权可以采取相应措施影响环境，而规制理论强调战略对环境的被动性，企业难以改变环境，只能被动地适应环境。

随后经济的快速发展使得企业竞争日益激烈，20 世纪 80 年代起，迈克尔·波特（Michael Porter）将目光聚焦于竞争环境下的战略，在沿袭了组织经济学 S-C-P（Structure-Conduct-Performance，结构—行为—绩效）思想精髓的情况下，提出了著名的通用企业竞争战略和五力模型，试图在行业中寻找适合企业自身的战略定位。波特的战略管理思想实现了产业组织理论和战略管理思想的有机结合，是外部导向型战略管理研究的典范。

而与波特以产业定位来获取竞争优势不同的是，C. K. 普拉哈拉德(C. K. Prahalad)、加里·哈默尔（Gary Hamel）和博格·沃纳菲尔特（Birger Wernerfelt）将视角转到企业内部，认为企业获得并保持竞争优势在于其独特的资源和能力。随着全球化进程的不断深化，战略管理也逐渐由竞争对抗转向合作共赢，相继出现了战略生态理论和战略联盟理论，提倡在战略管理过程中应充分关注其他相关者利益，整合现有资源，寻求更广阔的机会空间。

经过 60 余年的发展演进，战略管理学派林立，百家争鸣，理论体系相对完整，对企业战略的形成、实施提供了强有力的指导，也逐渐被其他领域借鉴。

（二）企业战略管理演变规律

当然，战略管理的产生和演变绝非偶然，从战略管理的生成机制来看，外部环境推动和企业内部管理要求是其产生和演变的主要动力。

企业所处外部环境的改变推动了战略管理的产生和演变。第一是政府管制的放松。从 19 世纪 80 年代到 20 世纪 70 年代，西方国家政府管制职能增多，管制内容细化，政府管制达到顶峰。20 世纪 70 年代的滞胀危机使得以国家为主导的管制模式越来越难以适应当时的经济社会发展，从而引发了一系列放松管制、进行私有化改革的运动。政府管制的放松一方面使得私人企业获得进入公共商品领域的机会，另一方面减轻了企业的管制负担，企业的主观能动性增强，能够更好地施展拳脚，释放更多市场活力。此时，企业自主权扩大，战略管理开始逐渐受到重视。第二是企业竞争环境加剧。在"凯恩斯时代"，资源被大量闲置，企业也在尽最大的可能提高生产效率和产量来满足社会需求，而随着产能的不断提升和经济全球化进程的加快，国内市场趋于饱和，企业间开始出现了竞争，在市场中的碰撞也日益激烈。在这种情况下，为了生存和发展，企业需要用战略重新来明确自身定位和方向，告别同质化竞争。

随着企业自身不断发展和并购热潮的出现，企业规模日渐壮大，涉及的业务领域也从单一到多元，这意味着企业管理的难度和决策选择增多，如果没有更加科学的管理方法，将会影响到企业的边际贡献和盈利能力。因此企业内部管理呼唤战略管理的出现，期望能够通过长远的规划和明确的定位，使企业做出更加合理的决策，保证企业有序地管理，以维持经营业绩的可持续增长。

（三）公立医院实施战略管理符合管理演变逻辑

纵观企业战略管理的发展历程，结合公立医院的现实环境，不难看出公立医院当下实施战略管理符合组织管理的演变规律。我国在改革开放之前，为了满足人民群众的基本医疗需求，政府对公立医院的管理进行全面管控。由于国家对卫生事业经费投入有限，此时公立医院的成长弹性受到压缩，医院管理模式普遍僵化，医院无须明确的发展目标和规划。改革开放之后，医疗卫生行业逐步引入经济管理的手段，公立医院的管理模式逐渐进入经营管理阶段。伴随着政府管控放松，公立医院床位规模、收支规模不断扩大。而现阶段，公立医院规模已超越历史上的任何时期，公立医院职能也从单纯提供公共医疗服务转向医疗、教学、科研、预防、保健等多个方面。与此同时，随着医改的深入推进，取消药品耗材加成、推进分级诊疗、实施医保总额控制、鼓励社会办医等政策的进一步落实，公立医院面临内部管理和外部竞争的双重压力。联系企业战略管理的发展，可以看出公立医院的外部环境和内部管理正在推动战略管理的产生。此时，公立医院有必要顺应时代的变革，进行战略管理。

二、公立医院实施战略管理的重要性

（一）应对外部环境变化

现阶段，公立医院面临的环境更加复杂、模糊、易变。随着医改的不断深入推进，分级诊疗、取消药品耗材加成和医保支付制度改革、鼓励社会办医等政策相继施行。与此同时，新时代患者个性化的就医需求和医疗技术的突破不断冲击着现有的医院运作模式，如何应对环境不确定性将成为公立医院的工作常态。而战略管理的引入，可以全方位、多角度地搜集、分析、监测外部政治、经济、文化、技术、人口等一般环境和患者、供应商、竞争者等具体环境的变化，以此为依据在持续加剧的竞争中识别风险，抓住机遇，使公立医院能够明确自身定位，最终实现发展目标。

（二）强化内部核心能力

战略管理对于内部核心能力的强化体现在以下几个方面：第一，明确的使命、愿景和价值观，能够凝聚医院力量，引领医院职工价值取向，带动医院健康发展。第二，通过对医院内外部情况的综合分析，战略管理可以帮助医院认清优势劣势，挖掘核心能力。在实施过程中，通过目标量化与分解，能够打破部门壁垒，整合部门力量，发挥协同效应，产生系统价值大于部分之和及其他医院难以模仿的竞争优势。最终，闭环式的战略管理也将推进医院整体工作的优化。

（三）保证医院可持续发展

公立医院发展主要受四个外部因素的影响：一是行业改革的不断深化，二是宏观经济由高速增长转为中高速增长，三是患者需求由关注技术到技术和体验并重，四是医疗技术以及信息技术的快速发展及其在医疗领域的广泛应用。落实到经济层面，就是增收越来越困难，但成本项目越来越多，公立医院靠惯性轻松发展的黄金时代已经过去。这些因素也为公立医院带来了多元的发展选择。公立医院要根据区域内的医疗资源分布情况、竞争情况及自身优势，找准发展定位，明确发展目标，形成发展路径，进而集中优势资源，合理布局，培养医院核心竞争力，打造差异化经营特色，保障医院长期健康稳定地发展。这些正是战略管理的内容。

三、公立医院实施战略管理的可行性

（一）拥有政策支持

战略管理作为一种全面综合的管理会计工具，近年来被政府推崇，并希望将之引入包括公立医院在内的行政事业单位，进一步提升医院管理水平。2014 年 10 月，财政部印发的《财政部关于全面推进管理会计体系建设的指导意见》（财会〔2014〕27 号）中提到了在企业和行政事业单位全面推进管理会计体系建设的重要性和紧迫性。2016 年 10 月，财政部下发的《会计改革与发展"十三五"规划纲要》（财会〔2016〕19 号）也将深入推动管理会计广泛应用作为了"十三五"期间会计改革与发展的主要任务。而同年 6 月下发的适用于企事业单位的《管理会计基本指引》直接将战略管理放在了首位，并指出"管理会

计的应用应以战略规划为导向，以持续创造价值为核心，促进单位可持续发展"。可以说，政府在政策上的引导和支持，为公立医院进行战略管理营造了良好的实施氛围。

（二）具有理论支撑

企业是管理思想诞生的摇篮，弗雷德里克·温斯洛·泰勒（Frederick Winslow Taylor）、彼得·德鲁克（Peter F. Drwcker）将管理思想运用于制造业和工商业，随后应用于非营利组织。同样的，长期以来企业战略管理中先进的经验和方法为公立医院提供了丰富的借鉴，众多学者在此基础上对医院战略管理的概念、模式、方法和关键因素等方面进行了论述，取得了一定的理论共识，为医院战略管理提供了理论基础。大部分学者认为，随着市场竞争机制的引入，医院应该制定战略来应对日益激烈的竞争环境。其中，河南省卫生健康委员会主任阚全程提到医院的战略管理是一个对医院战略的规划、实施、控制和修正的动态管理过程，可以引入 PDCA（plan 计划，do 执行，check 检查，act 处理）循环来实现最终的发展目标。中国人民解放军空军总医院副院长黄美良等人曾以北京空军总医院为例，描述了"分析内外部环境—制定战略—分解目标—制定实施方案—严格战略执行"的医院战略管理模式。在具体细节方面，首都医科大学附属北京友谊医院张福征等人在论述中指出医院领导的战略素质、医院品牌营销策略、战略成本管理、信息化建设和医院文化构建是大型医院战略管理过程中需要思考的五大问题。意大利雅典娜医院（Anthea Hospital）医院的朱塞佩·斯佩齐亚莱（Giuseppe Speziale）博士认为任何医生不接受的战略都难以成功，因此医院战略管理的推进必须以医生为核心参与者。也有学者如复旦大学公共卫生学院薛迪教授将医院文化看作制约战略管理的重要因素。可以看出，尽管理论界和实务界对医院战略管理还未建立统一的框架，但现有研究已为医院施行战略管理奠定了坚实的理论基础，提供了科学的指导方法。

（三）具备管理条件

现阶段，经过多年的改革和发展，现代公立医院管理制度已经基本建立，医院治理结构逐渐完善，管理能力日渐提升。首先，公立医院特别是省市公立医院拥有经验丰富、专业高效的管理团队和一批高学历、高素质的职工。其次，随着全面预算管理、医疗质量安全管理、成本管理和绩效管理的全面推进，医院积累了大量的科学管理经验，科学管理观念深入人心。最后，信息化程度的不断提升，为医院整体管理提供了强有力的保障。这些都为公立医院施行战略管理奠定了坚实的管理基础。

（四）已有实践检验

在实践中，越来越多的公立医院开始施行战略管理，设立本院的战略发展部门，制定十年至二十年的战略规划，为其他医院带来了示范效应。通过对比2008—2018年某省会两家医院综合排名、业务规模和工作量的变化情况，发现战略管理在公立医院不仅可行，还是实现医院发展的有效途径。由图1-1至图1-4可知，在2008年两家医院的综合排名、业务收入、门诊人次和住院人次均属于同一梯队，而A医院于2008年起在明确的战略目标指引下，逐渐将B医院甩在身后。可见明确的战略目标和发展策略，使得公立医院在中长时间内能够取得可持续的发展，战略管理在公立医院不仅可行，而且效果显著。

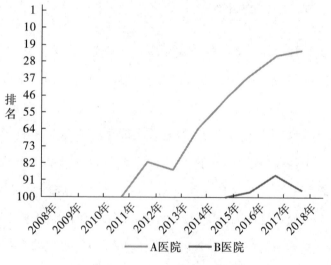

图1-1   A、B两家医院综合排名

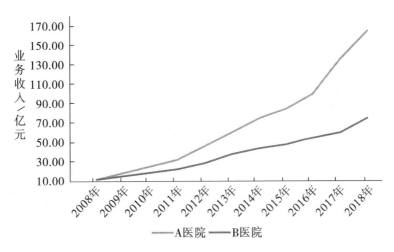

图 1-2 A、B 两家医院业务收入

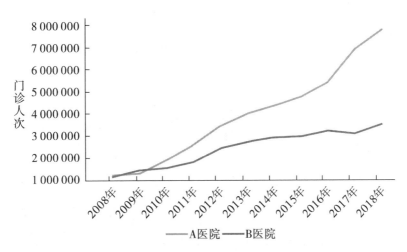

图 1-3 A、B 两家医院门诊人次

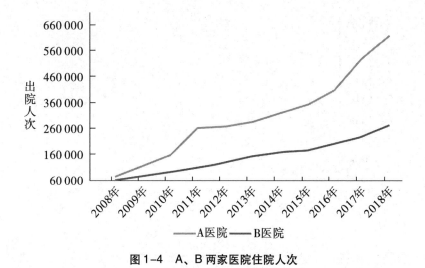

图1-4　A、B两家医院住院人次

第二节　公立医院战略管理现状

一、公立医院战略管理研究现状

管理理论研究和实践探索相辅相成，理论来源于实践，又高于实践，实践受理论的指导，也能检验理论。为此本节首先对公立医院战略管理研究现状进行了总结。

文献主要来源于中国知网数据库中的学术期刊库，设置主题为"公立医院"和"战略"进行模糊搜索，最终检索到1 307

篇相关文献。统计结果如下：

如图 1-5 所示，关于公立医院战略管理研究于 2002 年便有学者开始关注，之后每年的发文趋势虽直线上升，但每年发文量并不多。

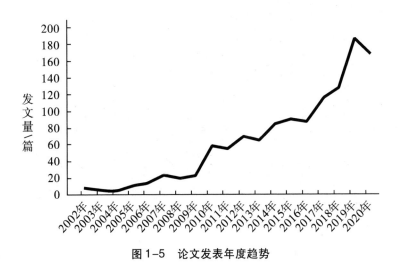

图 1-5　论文发表年度趋势

如图 1-6 所示，公立医院战略管理研究的主要机构为大学和各大医院。

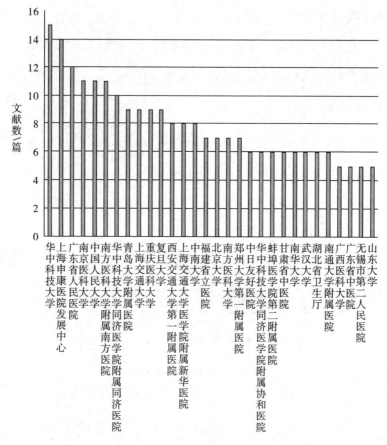

图1-6　论文发文机构分布

　　如图1-7所示，公立医院战略管理研究的文献来源中，核心期刊只有141篇，中文社会科学引文索引只有22篇。

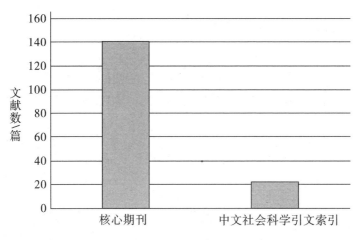

图1-7　文献来源

与此同时，为了对公立医院战略管理研究有个直观的认识，编者特意与企业战略管理进行对比。采用相同的检索设置，设置主题为"企业"和"战略"进行合并检索，共检索到305 573篇相关文献，其中核心期刊65 653篇，中文社会科学引文索引35 586篇。

结果表明，公立医院战略管理的发文量仅为企业的0.43%，且依赖于实践单位的经验总结与思考，尚未形成完整的理论体系和实践指南。因此可以得出以下结论：关于公立医院战略管理的研究仍处于起步阶段。

二、公立医院战略管理实践情况

当然，通过文献检索并不能完全反映我国公立医院战略管理现状的全貌，为此笔者以抽样的形式在各公立医院官方网站进行搜索，着重关注医院发展沿革和医院文化两个方面的内容，辅以相关调查、访谈，最终借鉴财政部原部长楼继伟的分类方式，把我国公立医院战略管理现状按照"知"与"行"两个方面划分为四个维度，每个维度分别对应一种我国公立医院战略管理现实状态：不知不行，不知已行，已知不行，已知已行。

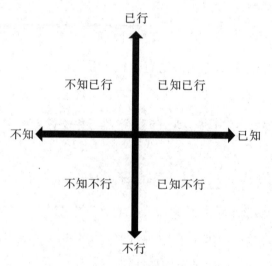

图1-8　公立医院战略管理现状分类

第一种状态不知不行，即不知道战略管理这个工具，也不知道在公立医院中如何应用战略管理。随着信息化的发展，知识获取方式更加高效、便捷、多样，公立医院管理人员素质也在不断提升，所以这一种状态相对较少。

第二种状态不知已行，即不知道战略管理这个工具，但是在医院的管理活动中已经应用。这种状态大多存在于医改初期，2000年出台的《关于城镇医药卫生体制改革的指导意见》（国办发〔2000〕16号）和2009年出台的《中共中央国务院关于深化医药卫生体制改革的意见》（中发〔2009〕6号），使得各级医院开始积极探索公立医院发展道路，为此有医院相继出台一系列"计划""工程"，提出未来医院持续发展方向，这其实就是战略管理的内容。尽管医院对战略管理不了解，但已经开展了战略管理的工作。

第三种状态已知不行，即已经知道战略管理，却尚未开展战略管理工作。这样的公立医院一般处于两种境地：一种是医院对战略管理的重视程度不够，依旧依靠惯性发展；另一种是医院缺乏实施战略管理的能力，这种情况大多存在于层级较低的公立医院之中。

第四种状态已知已行，即已经知道战略管理，也已经开展了战略管理工作。目前，这种状态普遍存在于公立医院之中。现阶段，大部分公立医院官方网站上已经明确出现了医院的使命、愿景、价值观和战略目标等内容，通过文献检索网站也可以查到公立医院战略管理实践内容。但是普遍缺乏统一的战略管理指导体系，大多属于"摸着石头过河"。

三、公立医院战略管理常见问题

理论界和实务界已经开始了公立医院战略管理的探索与实践，然而现阶段公立医院战略管理仍存在多种制约，影响战略管理应有作用的发挥，主要体现在以下几点。

（一）战略管理意识缺乏

部分公立医院战略管理工作乏力的主要原因在于医院战略管理意识不强，对战略管理的重视程度不够，医院上下没有形成统一的战略管理氛围，从而影响战略管理工作的开展和落地。产生这种观念的原因也与我国公立医院发展历程有关。改革开放初期，时任卫生部部长钱信忠提出"要运用经济手段管理卫生事业"，随后几十年，公立医院迎来了发展期，得益于我国人口红利、社会老龄化的到来、城市化进程的加快、医保全覆盖和医疗技术的迅速发展，公立医院的规模和数量得到了前所未有的提升。医院沉迷于过去的发展经验，依靠惯性也取得了一定进步，这让医院管理者产生了假象，觉得不依靠战略医院也能发展得很好。

（二）缺乏战略管理体系

部分医院充分认识到战略管理的重要程度，但在实施战略管理的过程中却缺乏战略管理体系指导。战略管理大多由医院领导进行规划，没有建立规范的流程和保障机制，致使战略管理成为嘴上说说、纸上画画的工具。

（三）战略同质化

战略是医院用于打破"同质化壁垒"，赢得竞争优势的有效工具，但在实践运用过程中，可能存在战略没有打破医院的同质化，反倒出现了战略同质化的问题。也就是说医院虽然制定了战略目标，但并未认真思考制定战略的初衷，造成战略分析没有针对性，没有认真研究内外部环境和自身特点，战略目标也往往是"国内一流"等比较空洞的口号。

（四）战略分析流于形式

战略分析是战略管理的基础，医院基于充足的内外部信息才可能做出准确的战略选择和明确的战略规划。但在实际过程中，有些医院生搬硬套理论模型，战略分析流于形式，识别出来的优势未必是优势，机会未必是机会。

（五）缺乏长远规划

战略是医院一项长远的规划，但有些医院战略缺乏长远规划。一方面是认为环境或市场变化太快，制定长远的战略难以抓住机遇，总是将短期目标看作战略规划。另一方面则是医院在长远规划时考虑得不够全面，总是与实际执行产生偏差，以至于不断更换战略。这些都不利于医院战略目标的顺利实现。这是因为战略涉及医院未来长期的发展方向，设置短期目标或者频繁更换战略会使医院产生短视行为，可能短时间内会取得一定的成功，但长期却会错过医院发展窗口期，使医院难以适应变化多端的外部环境。

（六）战略与运营脱节

有些医院在战略分析阶段下了比较大的功夫，掌握了比较翔实的资料，做了充分的发动，对战略目标也做出了比较清晰明确的描述。但存在"战略、运营两张皮"，制定的医院战略规划与经营计划没有很好地衔接的情况，例如本来医院的战略方向是向科研转型，但落实到临床运营层面却狠抓医疗质量。战略与运营脱节，使得战略管理失去原有的效用，还会与运营产生冲突，带来一系列战略和运营风险。

（七）缺乏评价考核机制

战略评价能够反映医院战略执行情况，明确现状与目标之间的差距以及战略管理过程中存在的缺陷和不足。但在实际工作中，有些医院存在制定战略不做评价，或者进行评价，但没有一套完整、科学、量化的评价体系，致使战略评价形同虚设，最终造成的后果可能是部门的业绩有所提升，但医院的战略目标却未达成。

（八）战略调整不及时

战略管理存在的原因之一在于应对外部环境的不确定性，医院能够根据外部环境的变化，及时匹配医院内部资源，有效地校正战略。但有些医院战略缺乏敏捷性，不能及时根据内外部环境进行调整，错失重要的机会窗口，甚至出现战略方向性的错误，产生"战略飘移"现象。

（九）高素质人才缺失

医院战略管理的研究与应用均落后于企业。对于部分医院来说缺乏拥有完整理论知识和丰富实践经验的高素质人才队伍来推动战略管理的实施，在战略培训不到位的情况下，只能"摸着石头过河"，将企业战略管理经验生搬硬套到医院的管理之中，出现问题时，临时的"修修补补"无法保证战略管理的科学性、连贯性和有效性。

这些问题是每个医院战略管理者大概率会面临的问题，那么，又该如何破解公立医院战略管理的难题呢?

第三节　河南省肿瘤医院战略管理概述

河南省肿瘤医院经过多年的战略管理探索，建立了一套相对成熟的战略管理体系，找到了破解之道。下面首先对河南省肿瘤医院历次战略管理进行简单回顾，之后的篇章会对其战略管理体系进行详细的理论描述和案例说明。

一、医院基本情况

河南省肿瘤医院（郑州大学附属肿瘤医院）是河南唯一一所集医疗、预防、科研、教学、康复为一体的三级甲等肿瘤专科医院，筹建于 1977 年，1984 年正式开诊，2010 年挂牌成为郑州大学附属肿瘤医院。经过 44 年的建设，医院已发展为肿瘤防治能力国内知名、全省领先的大型现代化医院。医院现有床位 2 991 张、临床医技科室 36 个，职工 3 400 余人，其中高级职称 600 人，博士、硕士 1 060 人，百千万人才工程国家级人选、国家卫生健康委突出贡献中青年专家、享受国务院政府特殊津贴专家、享受省政府特殊津贴专家等 34 人。《健康中原"2030"规划》（豫发〔2017〕2 号）提出，以省肿瘤医院为主体，打造国家癌症区域医疗中心。面临重大机遇，医院将以建设国家癌症区域医疗中心为目标，以临床研究和临床转化为高地，以食管癌基础研究为高峰，做实多学科诊疗（MDT）、加速康复外科（ERAS）、精准诊断、精准放疗等肿瘤特色诊疗模式，发挥癌症中心引领、辐射、带动作用，加快癌症防治体系建设，推动医疗、教学、研究、预防和管理能力全面提升，促进医院和全省癌症防治事业高质量发展。

医院组织架构如图 1-9 所示。

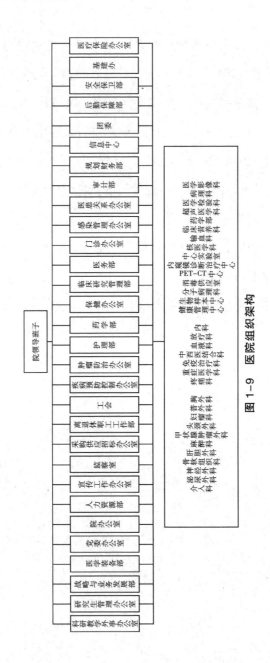

图1-9　医院组织架构

二、医院战略管理历程

河南省肿瘤医院一直将战略规划、战略执行、战略落地作为医院发展、转型的重要工具。从 2009 年到 2020 年，医院共制定了两个中长期发展规划，即"581"工程（2009—2014 年）和"十年发展战略规划"（2014—2023 年），于 2017 年绘制和制定了国内医疗卫生系统的首个战略地图与平衡计分卡，提炼出对当下公立医院现代化管理具有普适性的"OMC"管理思维，并审时度势地对战略规划和落地路径进行了全面复盘。最新版的战略地图和平衡计分卡更加体现了肿瘤专科医院的发展特色和前景，愈加明晰了战略落地的全面解决方案。

根据医院战略管理发展历程，可以将医院战略管理过程分为 4 个阶段。从初步尝试明确医院发展方向，到用制定中长期发展规划指引医院逐步转型、适应医改新要求，再到通过运用科学管理工具建立战略管理体系，全面规范医院各项行为，深入变革。

（一）战略管理初创期（**2009—2014 年**）

改革开放以来，我国卫生事业在市场机制的作用下得到了很大的发展，但也存在一些问题。各级医疗机构数量不断增加，医疗市场的竞争日益激烈，医院职能也从以往单一地满足公众基本医疗服务需求向医、教、研、防多方面过渡，医院面临着内部管理和外部竞争的双重压力。公立医院如何在保持公益性的前提下，提高经济效益，摆脱惯性发展，构造核心竞争力，以实现医院的可持续发展，成为业界和理论界关注的新课题。为此，河南省肿瘤医院适时提出"581"工程，即用 5 年（2009—2014 年）的时间，在改善就医环境、优化诊疗条件、加强学科建设、加速人才引育、提升科研能力、强化内涵建设、增强职工凝聚力、推进文化建设 8 个方面凝心聚力，力争向国内同类医院一流行列迈进。为探索现代医院的战略规划，实现医院良性发展提供了新的方向与方法。

（二）战略管理发展期（**2014—2017** 年）

2014 年，新一轮医改进入攻坚期，卫生政策不断调整，医学和信息技术迅速发展，社会资本大规模涌入，迫使公立医院必须探索新道路，谋创新发展，力求新突破。河南省肿瘤医院根据医院使命——致力"三早"（对肿瘤早期发现、早期诊断、早期治疗），造福中原，价值观——责任、团队、开放、关怀、卓越，愿景——肿瘤患者的首选医院，守护健康的美丽家园，进一步明确了"建设国家级区域肿瘤医疗中心"的目标。该目标的拟定以《河南省人民政府办公厅关于印发河南省建设国家区域医疗中心规划的通知》（豫政办〔2016〕218 号）为参照，同时医院被河南省政府确定为国家肿瘤区域医疗中心建设主体单位。该战略目标在结合国家政策对三级公立医院功能定位引导的同时，充分结合医院作为河南省癌症中心的平台优势，相比早期的"向国内同类医院一流行列迈进"建设目标更加具体化。同时为了使这一总纲更好地指导医院未来的建设发展，医院引入 SWOT（strengths 优势，weaknesses 劣势，opportunities 机会，threats 威胁）分析工具，以各科室主任为主要分析者，从优势、劣势、机遇、挑战四个方面结合医院发展现状与外部政策环境变化进行战略分析，形成院级层面及科级层面的 SWOT 关键因素矩阵，基于此制定十年发展战略规划，展现了医院顶层设计思路，涵盖了医院科室发展布局，确保了医院战略目标实现可落地。

（三）战略管理成熟期（2017—2019 年）

2017 年，河南省肿瘤医院通过运用科学管理工具——战略地图、平衡计分卡，建立了闭环的战略管理体系，全面规范了医院各项行为，有力促进了医院的深度变革和提质增效。这一时期的战略管理可以分为以下十个步骤：借力外脑，导入科学管理理念；整合战略要素，绘制战略地图；确立战略目标，将战略细化；选取衡量指标，将战略量化；依据职能定位，确立指标责任部门；编写指标字典和行动方案，明确战略落地路径；

编写部门级战略地图、平衡计分卡、指标字典和行动方案；改进预算编制，搭建战略和运营的链接；修订综合目标管理责任书，激励部门抓住重点；召开运营及战略回顾会，监控战略执行情况。

医院运用行动学习法，通过上述十个步骤逐步建立起一个战略制定—战略规划—构建协同—链接运营—监控激励的战略管理流程，并根据实践经验和心得提炼出了一个全新的管理内容全覆盖、目标清晰、要素量化、全面协同的"OMC"管理思维。这一管理思维有力促进了职能部门工作作风的转变和科学发展观的树立，按照"OMC"管理思维的三大要素、五大步骤来申请资源成为其开展工作、宣传工作的新习惯。

（四）战略管理提升期（**2019** 年至今）

经过前面几个阶段，尽管河南省肿瘤医院战略管理体系已初具雏形，但仍存在一定的科学性和协同性问题。例如：战略主题、战略目标确定环节时间和精力投入太少，缺乏深入的院内、院外调研，且过于民主的决策形式致使战略主题、战略目标数量偏多，无法聚焦且集中在日常运营层面，而非战略层面，由此导致在方案设计方面，更多的是日常办事规则的澄清和规范；在预算层面，新增资源投入不多；在运营方面，重大活动改变少。再者，部分基础工作缺失标准和规范，职能部室直接牵头跨职能、跨业务的院级事项难度大，部门间、岗位间的纵横协同低效，人力资本、信息资本保障、支持水平低，组织资本不合理，严重阻碍了整个项目预期目标的实现。

基于以上问题，河南省肿瘤医院再次进行了改进。

1. 成立战略规划秘书组

秘书组由总会计师任组长，小组成员是来自战略与业务发展部、医务部、规划财务部等部门的骨干，其职责是帮助医院决策层开发最初版本的战略地图和平衡计分卡，并推动其在整个院内的分解和沟通。

2. 建立问责制的战略执行领导体系

区别于发展期职能部室牵头负责院级指标，在提升期根据每位院领导的分管职责，由各位院领导亲自牵头医院十件大事。院领导根据每件大事对应的院级指标编写指标字典、设定目标值、规划行动方案、提出资源配置计划，并逐一在党委会上进行汇报，直到党委会成员全体通过。

3. 将工作分类，深化预算编制

2019 年、2020 年医院的支出预算编制除了继续遵循五大步骤、三大要素、分职能的原则，进一步将工作、费用分类。职能科室将预算年度计划开展的工作按照开展的历史情况和进展状况分成常规性工作、创新性工作和延续性工作三类，按照支出和业务量的关系将支出分为固定类、变动类和酌量类三种。

4. 依托关键项目推进战略执行

依据战略主题，医院设置了几个助推战略执行的关键项目：MDT 特色诊疗、"伴飞计划"、创新团队、人才队伍建设等，这些项目通常需要 3—5 年或者更长的时间才能带来产出，并需要不同职能部门深度协同。医院通过建立这些关键项目的管理办法并紧密跟进其进展和过程绩效，有力保障了战略的高效执行。

三、医院战略管理实施成效

自实施战略管理以来，医院各项指标稳中向好，收入结构和发展方式持续优化，并相继收获"河南省五一劳动奖章"，高标准通过全国文明单位复审；在全国首次三级公立医院绩效考核中，获评肿瘤专科医院最高级 A 级；在"进一步改善医疗服务行动计划"全国医院擂台赛中，荣获最佳管理奖、先进典型，受到国家卫生健康委通报表扬；在郑州大学"双一流"ESI 学科贡献度中，连续 3 年位居各医疗科研单位第二；在复旦版七大区域医院排行榜上，连续 3 年位居华中区综合实力专科类第一、肿瘤学科华中区第一，稳居全国肿瘤防治第一方阵，标志着河南肿瘤防治事业取得了阶段性发展成效。

（一）医院目标更加明确

在充分战略分析的基础上，医院以创建国家癌症区域医疗中心为目标，实现医、教、研、防协同发展。医院研判国家政策，与国家癌症中心、中国医学科学院肿瘤医院达成战略合作意向，对照国家癌症区域医疗中心115条指标，大力推进七大能力提升工程，积极申报国家发展改革委第二批区域医疗中心建设试点项目。在沪豫合作交流会暨项目签约仪式上，医院与复旦大学附属肿瘤医院签署战略合作协议。在规模最大、水平最高、影响最广的中国肿瘤学大会上，成立中国抗癌协会病案管理专委会，并获批主委单位，夺得了2021年大会承办权。医院深化与中山大学肿瘤防治中心协同发展，全方位推进"伴飞计划"，提升核心竞争力。医院集思广益编制河南省《省级癌症区域医疗中心设置标准》，实施"蒲公英计划"，选派优秀中青年专家深入基层，以"双域计划"项目为抓手，推进河南省肿瘤专科医联体、肿瘤防治联盟建设；加强河南省肿瘤诊疗质控中心建设，率先成立了全省乳腺癌诊疗质控专委会，促进肿瘤防治标准化、科学化、体系化。医院加快推进内科病房综合楼项目、东区分院项目和院区改造调整，千方百计拓展医院发展空间；成功获批河南省唯一肿瘤日间诊疗试点单位，为肿瘤患者提供全方位、优质、高效诊疗服务，成为医院发展新的增长点；医院以临床研究和转化为方向，全力推进转型发展战略。临床研究管理部全流程管理一期临床研究中心、国家药物临床试验机构（GCP）项目，承办全省药物临床试验质量管理学术大会，开展系列培训，提高效率和质量。医院深化医研企协同创新，与西北工业大学生命学院、12 家国际知名医药研发企业深化战略合作，承接临床试验数量连续 3 年位居全国第二。医院常态化开展多学科联合诊疗（MDT）和加速康复外科（ERAS）特色诊疗模式，成立 ERAS-MDT 专家组，发挥多学科协作优势，大力提升规范化诊疗水平。

（二）运营效率不断提高

近些年来，医院的业务总收入、门急诊人次、出院人次和手术台次均有明显提升，平均住院日下降明显，医院运营效率不断提升。具体如表 1-1 所示。

表 1-1　医院部分指标变化

项目	年份				年均变化
	2017	2018	2019	2020	
业务总收入/亿元	32.46	36.48	48.25	46.17	+14.1%
门急诊人次/万人	51.51	58.48	66.05	66.69	+9.8%
出院人次/万人	14.36	16.85	18.3	16.22	+4.3%
手术台次/台	36 895	42 427	42 775	41 342	+4.0%
平均住院日/天	12.4	11.7	11.2	9.1	-1.1

（三）医院管理更加规范

通过科学管理工具的引入，医院逐步建立起一个从分析制定到监控反馈，并与预算管理、综合目标管理等管理手段挂钩的战略管理流程。在此基础上凝练出了与医院发展相适应的"OMC"管理思维，形成一套围绕目标、科学量化、协同执行的管理新范式。经过多年融合渗透，扎实推进，医院管理更加科学规划，按照"OMC"管理思维的三大要素、五大步骤来申请资源成为开展工作、宣传工作的新习惯。在明确战略目标的指引下，医院多个项目荣获中国现代医院管理典型案例奖，推行目标、事项和金额三要素，贯穿预算管理始终，建设智慧财务报销平台，推动项目资金合理高效使用，构建科学运营管理体系，开展绩效改革工作，明确导向，调整结构，分享医院发展成果，增强医务人员获得感、价值感、幸福感。认真落实"疑难病症诊治能力"和"医疗服务能力"提升工程，对大型设备进行运行分析和全生命周期管理。启动风险分级管控和隐患排查体系建设，增加微型消防站力量，大力推进 6S 管理。通过战略管理工作的开展，医院各项管理更加规范，科学管理文化也逐渐"开花结果"。

（四）社会效益不断提升

在战略管理的引导下，医院持续改善患者就诊体验。加强门诊管理，重构门诊服务流程，增派人员，增加设备，缩短患者等候时间。开通手机端在线咨询、在线开具处方及检查单、病历复印等功能。推广掌上就医平台，引导患者预约挂号、线上缴费、线上查询、在线咨询。针对重点区域，持续优化流程，加强导医服务管理，为患者提供"暖心开水"，不断提升患者就医体验。医院高度重视患者投诉，积极沟通协调，提前介入，化解医患矛盾，定期通报，组织缺陷分析，推行手术意外险，持续营造和谐医患关系。

全面落实三级医院绩效考核56项指标，突出医院公益性。组建援疆医疗队奔赴哈密地区第二人民医院，开展援疆医疗工作。向商城县、扶沟县人民医院派驻对口支援人员，协助基层医院筹建肿瘤科、创建三级医院。根据健康节日安排，进农村、进社区、进校园，开展大型义诊、科普宣教。河南省癌症基金会实施大病癌症患者援助项目、白衣天使患癌救助项目、乳房再造项目援助计划，开展河南省全民肿瘤科普海报（短视频）大赛，促进癌症防治事业加速发展。

医院战略管理工作突出了公立医院的公益性，彰显了医院社会责任担当，树立了医院的良好形象，赢得了社会各界的广泛赞誉，社会效益不断提升。

第二章　战略及战略管理概论

　　听了介绍，河南省肿瘤医院的成功案例大大激发了 A 先生的兴趣："那只要开始进行战略管理，是不是我们医院也能死而复生？"

　　"战略管理可与贵医院之前原生态的管理模式大有不同。" B教授回答道，"首先，您得弄清楚医院的战略管理是什么。"

第一节　什么是战略

一、战略概念

"战略"一词原本是军事术语，其中"战"是指战斗或者战争，"略"则是指筹划、策略和计划。在西方，"战略"一词来自希腊文"strategos"，含义是将军。显然，战略的含义最早是指军事领域的指挥艺术和科学。不同学者对战略的定义见表2-1。

表2-1　战略的定义

出处	定义
艾尔弗雷德·D.钱德勒，《战略与结构》（1962）	确定企业基本长期目标，选择行动途径并为实现这些目标进行资源分配
伊戈尔·安索夫，《公司战略》（1965）	战略是联结公司所有活动的共同线索，是实现目标的途径，是一整套用来指导企业组织行为的决策准则。战略应由四个基本要素组成：经营范围、竞争优势、协同作用和增长向量

续表 2-1

出处	定义
肯尼斯·安德鲁斯,《公司战略概念》(1972)	企业战略是一种决策格局:它决定并昭示企业的使命、要旨和目标,提供实现目标的基本政策和计划,界定企业的业务范围,为经济与社会组织服务,它要为股东、雇员、顾客和社区所做出的经济的和非经济的贡献指明方向
迈克尔·波特,《竞争战略》(1980)	竞争战略在于与众不同。它意味着可以选择不同系列的活动来提供独特的价值组合
大前研一(Ohmae Kenichi),《战略家的头脑》(1982)	战略的实质,一言以蔽之,就是竞争优势战略计划。唯一要旨在于使企业尽可能有效率地获得相对于对手的持久优势。公司战略意味着试图通过最有效率的途径改变企业相对于对手的实力
迈克·G.鲁克斯塔德(Michael G. Rukstad),戴维·J.科利斯(David J. Collis),《你能说出你的战略是什么吗?》(2008)	战略是应对竞争的作战方案,由目标(终点)、范围(战场)与竞争优势(方法)等基本要素构成

　　随着社会的发展和科技的进步,战略被赋予了新的含义,开始逐步被引入更为广泛的领域并得到深化发展。综上,战略是为了保障企业提供的服务,在目标顾客和潜在顾客心目中与

众不同而做的运营安排和发展规划。

二、战略层级

企业内部包含多个管理层级，由高到低可分为最高管理层、中间管理层和基层管理层。企业战略也与之类似，包含多个管理层级，拥有多个战略业务单元的企业战略一般分为三个层级，分别是公司层战略、业务层战略和职能层战略。

公司层战略更应关注对公司多市场范围的把握，包括公司的产品界线和垂直界线。通过对企业内外部环境和能力的综合分析发现，公司层战略需要选择企业所从事的经营范围和领域，即回答：企业要用什么样的产品和服务满足哪一类顾客的需求？确定了经营范围后，公司层战略就要针对不同的战略业务单元合理地分配资源，来保障各单元竞争需求，以强调公司如何管理发生在公司层级制度中的活动与业务。在确定了所从事的业务后，公司层战略还应考虑该怎样去发展业务，因为只有企业中的各项业务和活动相互支持，彼此协调，企业的总体战略目标才有可能实现。

综上所述，公司层战略可以概括为是公司通过配置、构造和协调其在多个市场上的活动来创造价值的方式。针对企业的不同需求，公司层战略的重点也各有差异，新兴企业急需对外扩张发展，这就需要将公司层战略作为战略规划的核心重点；

而成熟性企业对外扩张意图较弱，则应把战略重点放在业务层战略上。近年来比较热门的多元化、战略联盟、收购和兼并等战略都是属于公司层次的战略决策。

业务层战略也称竞争战略，是指管理层在某种单一产品市场中，为获得竞争优势而采取的具体行动。从事多样化经营的企业往往具备多种战略性的业务单元，竞争战略由分管各种战略业务单元的管理人员所制定，核心在于通过细分市场来获取自身竞争优势，包括进行准确的市场定位和选择有效的经营模式。例如，通过发现或创造一种新的竞争市场和机会，针对市场需求开发新型的产品和服务，评价其产品和服务是否在最大限度上适应客户的需求等。通用电气公司（GE）就是家拥有多个战略业务单元的多元化企业，它的业务涵盖了从医疗器械到金融产品和服务等多个不同领域，仅它的金融服务就包括了个人贷款、汽车贷款和租赁、抵押贷款、家庭财产保险和信用保险等多项内容。

职能层战略是企业经营管理层面的战略，目的在于贯彻和实施公司层战略和业务层战略。实行职能层战略时，企业内各主要职能部门的短期战略计划一般可以分为研发战略、生产战略、营销战略、人力资源战略和财务战略等。职能层战略的重点就是发挥各部门的自身优势，提升各部门的组织效率和资源综合利用水平，以支撑公司层战略和业务层战略目标的实现。

如果说公司层战略和业务层战略强调的是"做正确的事"，那么职能层战略则强调"正确地做事"。职能层战略执行方式的好坏，将在很大程度上直接影响企业战略目标的执行和实现，相比公司层战略和业务层战略的执行方式，具有更详细和可操作性强的优势，如确定生产规模和生产能力、设定质量目标等可以量化的指标。

公司层战略、业务层战略和职能层战略共同构成了企业完整的战略框架，不同管理层次的战略之间彼此关联、相互配合，企业的发展与经营目标才能顺利实现。它们之间关系的相互作用，如图2-1所示。值得注意的一点是，上述三个层次的战略中，只有公司层战略和业务层战略才真正属于战略范畴，而职能层战略则是基于上一个层次的战略，所要求的是制订短期的执行性计划或者是策略步骤，属于战术范畴。

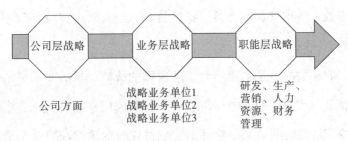

图2-1　战略管理层次

第二节　什么是战略管理

一、战略管理概念

安索夫在 1976 年出版的《从战略规划到战略管理》一书中，跨时代地提出"战略管理"这个概念。1979 年，安索夫又出版了《战略管理论》一书，将战略管理定义为将企业的日常业务决策同长期计划决策相结合而形成的一系列经营管理业务。表 2-2 列示了部分战略管理的定义。

表 2-2　战略管理的概念

出处	定义
中国注册会计师协会 CPA 辅导教材《公司战略与风险管理》	战略管理是指企业为了实现预定目标和计划，通过科学合理地分析企业内外部环境，制定战略决策，评估、选择实施战略方案，并对战略进行控制调整的动态过程
斯坦纳（G. A. Steiner）	战略管理是根据企业外部环境和内部条件确定企业目标，保证目标的正确落实并使企业使命最终得以实现的动态过程
斯蒂芬·P. 罗宾斯（Stephen P. Robbins）	战略管理是管理者为制定本组织的战略而进行的工作。这是一项重要的任务，涉及所有的基础管理职能：计划、组织、领导和控制

续表2-2

出处	定义
弗雷德·R.戴维 （Fred R. David）	战略管理是一门关于制定、实施和评价使组织能够实现其目标的跨功能决策的艺术与科学
徐飞	战略管理是一种确保当前利润最大化，同时追求长远利益的组织行为
百度百科	战略管理是指对一个企业或组织在一定时期的全局和长远的发展方向、目标、任务和政策，以及资源调配做出的决策和管理艺术

综上，企业战略是企业根据其外部环境、内部资源和能力状况，为求得企业生存和长期稳定的发展，并不断地获得新的竞争优势，对发展和达成目标的途径及手段的总体谋划。战略管理是指企业战略的分析与制定、评价与选择以及实施与控制，使企业能够达到其战略目标的动态管理过程。

二、战略管理三要素

战略管理由中长期目标、价值观、发展策略三大要素组成。

中长期目标，是组织在未来要实现和达到的水平、状态与结果。它不仅包括量化的、清晰的、可分解至每年以及各职能部门和业务单元的目标，也包括用文字来描述的、明确的、可视化的愿景。

价值观，是指组织在实现中长期目标过程中和运营活动的开展过程中，在面临冲突或者风险的时候，所秉持的价值选择。价值观不仅是对社会中各类事物重要性顺序的判断，还是组织中职工的是非判断标准，包括对客户、团队、工作、创新等方面持有的态度。价值观是在历史发展过程中形成的，但也可以通过相关举措来重塑。价值观是战略的组成部分，对战略的其他两个要素起到支持或者阻碍的作用。

发展策略，是组织实现目标所做的两个方面选择：第一，业务范围和业务重点；第二，竞争策略。以医院为例，业务范围指组织在哪些领域有所作为，包括疾病类型、治疗手段以及干预的环节（预防为主还是治疗为主）；业务重点指医院重点发展哪些学科、开展哪些技术。竞争策略指医院通过什么模式或者方法优于竞争对手。

第三节　战略管理的演变和学派

一、战略管理的演变

第一个阶段，"生产管理"阶段。在这个阶段，组织内部所处的外部市场环境供不应求，只要"做好自己"、快速开展生产活动即可。核心是弗雷德里克·温斯洛·泰勒的科学管理理念，聚焦于企业生产环节，致力于将生产三要素——人、工具、技术效率，三者相互协调以发挥最大作用。具体来讲，生产管理主要是根据公司的经营战略目标和经营计划，以公司的产品品种、质量、数额、成本、交付时间等要求的角度出发，采取有效的管理方法和技术手段对公司的人力、材料、资金、装置和设备等资源实施计划、组织、协调和风险控制。通过对全体职工的宣传教育和激励，以及各种规章制度的落实和贯彻履行，以期更好地完成消费者预期的产品生产任务，生产出符合消费者实际需要的商品。

第二个阶段，"经营管理"阶段。在这个阶段，组织所处的外部市场环境供等于求，必须做好"供给相当"，不但要提升各个环节的工作效率，"做好自己"，还要有效地进行网络营销，"让顾客觉得你好"。公司所关注的包括从生产、研发、采购、仓储、销售，以及外部供应链、物流和顾客之间的联系等环节。特别是在营销这一环节，广告和销售渠道的管理已经成为重点。管理的宗旨仍然在于效率，即做"快"。具体来说，经营管理指的就是对企业整个生产运营活动中所进行的决策、规划、组织、控制和协调，并对全体企业成员实施激励，为了取得最好的经济效益所必须采取的各项经济、组织和政策措施的过程总称。通过合理地安排和组织生产力，使供、产、销各项服务在每一个环节都能够相互联系，密切地配合人、财、物各项基本要素的有机结合，并充分利用资源，以尽量少的劳动消耗和物质损耗，生产出能够更多地满足社会发展需要的商品。

第三个阶段，"战略管理"阶段。在这个阶段，组织内部所处的外部市场环境比较激烈。组织首先要认真地思考自己的目标市场到底在哪里，需要综合判断并决定如何发展，在行业中是否具不可复制的核心竞争力，主要竞争对手所关注的领域是什么。据此形成战略方向、策略目标、战略途径，以及在战略制定后和经营的无缝对接及稳定高效的运行环节。

二、战略管理的学派

1. 设计学派

该学派认为战略的形成是一个有意识的、深思熟虑的思维过程，有效的战略产生于严谨的思维之中。战略的制定行为是企业管理者通过内部和外部评估，分析环境中的威胁与机遇和组织的优势与劣势。管理者是战略的设计师，需要设计和组织等管理活动对企业的任务和使命进行规划。

2. 计划学派

该学派认为战略应该是一个规范的、经过深思熟虑的计划过程，战略应该注重步骤和命令式的控制，强调计划、财务管理、责任安排和未来预期。通过各种财务指标和计量经济学模型来实现制定战略计划。战略管理是一个有意识、有目的的正式计划过程，需要先思考，后行动。

3. 定位学派

该学派的创始人是哈佛大学迈克尔·波特教授。他从产业组织模式和产业经济学视角出发，认为战略管理就是一个企业在产业中进行定位分析的过程，即首先选择产业，并在所选择的细分市场中建立自身的竞争优势。战略管理需要系统的分析和严密的调查，在简单成熟的企业中，企业的决策者和外部战略咨询机构是战略的核心制定者。

4. 认知学派

该学派尝试从管理者认知心理或行为中探究不同企业行为的原因，实质上就是管理者对一系列信息加工的过程，将知识处理和构建看成勾画客观事物的结果，强调认知活动的主观性，战略是对认知世界的一种解释。

5. 学习学派

该学派认为通过组织系统的学习，能够提升内部战略活动辨识和战略量化能力，减少企业各职能部门对总体战略的认知分歧，实现运营协同，提升战略执行力，保障战略的有效实施。这种战略模式适用于复杂、动态的环境。

6. 权力学派

该学派认为企业内外部存在着各种正式和非正式的利益团体，他们会利用各自的权力对企业战略施加影响，战略的形成是一个权力谈判及利益平衡的过程。该学派在企业管理中重视利益群体的平衡，在这种战略制定过程中产生的战略未必是最佳的战略，而是反映了组织中最有实力的集团的利益。

7. 文化学派

该学派认为企业文化及其背后的价值概念和企业符号，在推动企业战略的形成中起到了巨大的促进作用，并全方面影响着企业的整体经营运行。因此企业战略的建立与形成，是以企业全体成员基本理念为中心的集体性思考的过程。企业的主流思维方式，影响决策者行为，进而影响企业的战略执行。这种战略管理模式往往适用于稳定可控的理想环境。

8. 整合学派

该学派认为企业战略的制定是一个全方面思考的复杂过程。应该从两个角度去认识战略：一方面，战略需要从多个角度认识事物的架构；另一方面，战略管理的实行需要在一个相对稳定的环境里。因此，战略形成的过程是系统的、综合的、经过深思熟虑的。这种战略模式适用的环境比较广泛。

9. 环境学派

该学派认为环境在企业战略管理中处于支配地位。环境作为一种综合因素是影响战略形成的核心，战略的制定过程其实是一种外部环境的映射与调整，环境的选择机制对组织的生存发展有着决定性的影响。亨利·明茨伯格（Henry Mintzberg）将环境分为稳定性、复杂性、市场差异性和敌对性等四种。

10. 企业家学派

该学派认为战略的产生和形成，主要集中在企业管理者个人所构思的结果，并强调许多与生俱来的特质，如直觉、智慧、洞察力、思维等因素。核心观念就是注重企业愿景，并将其付诸行动。企业家在自己的战略愿景中需要具备一定的延展性，既在整个战略安排上进行深思熟虑，又在具体执行细节上随机应变。

第四节　医院战略管理

一、医院战略管理理论

（一）医院战略的概念及特点

随着全球医疗行业竞争进程的加快，公立医院发展的外部环境也在不断变化，现代科技与医疗的深度结合使得医院的经营风格也越来越多样化、多元化、复杂化和个性化。医疗市场的竞争日益激烈，使得各个医院需要从战略的角度出发制定不同的竞争策略，制定出符合医院发展的中长期发展规划和实施步骤，包括医院管理战略、医院服务战略、医疗技术战略、医院经营战略等，全方面考量医院发展的积极面与不利面，扬长避短、趋利避害，促进医院健康、可持续发展。

医院战略是指为了保障医院提供的服务在目标顾客和潜在顾客心目中的与众不同，而做的运营安排和发展规划。如果提到一种疾病或者一个学科，大家脑海里马上就想到某家医院，那么这家医院的战略就成功了一大半。例如，提到骨科，就会想到北京积水潭医院；提到眼科，就会想到北京同仁医院。当顾客有需求时，他还愿意选择你。

医院战略有四大特点：第一，计划性。也就是说，医院的运营安排和发展规划是经过充分的内外部环境分析、发展趋势分析，充分评估了发展的机遇和挑战，结合自身的优势和劣势预先设定的，不是临时起意。第二，竞争性。意味着医院在做规划的时候，要充分考虑医疗服务市场中所有的竞争对象。据此确定自己在业务范围、业务模式、顾客感受等方面的定位，包括满足哪部分患者的需求，通过什么样的方式来满足，如何比竞争对手做得更好等。在移动互联网时代，还要考虑跨界竞争者的模式。第三，长期性。战略是针对医院面临的长期风险或者要实现的长期目标而做的安排。第四，全局性。战略是针对医院层面而不是某个局部的问题做出的安排，是解决医院存在的根本性问题所做的系统性思考和布局。

（二）医院战略管理的概念及与企业的区别

医院的战略管理就是通过对医院战略进行分析与制定、评估选择以及执行与控制，使医疗机构能够真正地达到自己的战略目标所采取的动态管理方法。需要在对医院内外部环境进行充分分析的基础上，明确医院目前发展存在的优势和劣势，以及所要面对的发展机遇和重大风险，选择和确定医院的整体发展目标及实现的落地路径，并以监督、分析、控制的方式不断对发展方向和资源配置进行修正，最终确保战略目标的顺利实现。

公立医院与企业战略管理的差异主要体现在以下四个方面。

1. 性质上的差异

公立医院作为我国医疗卫生服务体系的主体，肩负着加强公共卫生服务，满足居民基本医疗健康需求的重担，也是"健康中国"战略实施的核心力量。作为政府对医疗卫生事业调控的重要手段和密切关注对象，公立医院具有显著的公共特征，这导致了公立医院战略管理与企业战略管理存在性质上的差别。企业战略管理具有明显的自利性，而公立医院战略管理的性质是公共性。公共性要求医院的战略管理有明显的政策倾向，应该符合国家政策对公立医院的要求，满足广大人民群众的医疗服务需求。

2. 目标上的差异

企业战略管理的目标是追求经济利益最大化，而作为政府出资设立的具有公益性质的非营利性组织，公立医院虽然通过向社会提供服务获得价值增值，但自身的非营利性和公益性要求其发展不能以营利为目的，不能以追求利润、股东利益最大化为目标，而应承担提供社会基本医疗服务的责任，保障人民群众健康。所以公立医院战略管理的目标不仅仅是规模的扩大或经济效益的增长，同时应该有更多的社会责任倾向，在市场经济条件下，保证医院公益性的实现。然而公立医院兼顾公益性质和经济效益之间往往存在不同的诉求，容易造成目标相互冲突。如何设置多元化、多层级的目标体系，在保障目标实现的同时，更好地平衡各个目标的利益关系，也是公立医院战略管理需要考虑的内容。

3. 内容上的差异

公立医院的战略管理内容与企业相比也有所差异。第一点是管理内容的复杂性。首先，公立医院面临着更多的利益相关者，公立医院的主要利益相关者有政府部门、非政府组织、患者、内部员工、合作者、竞争者等，而不同相关者的目标利益往往不同，甚至相互矛盾，其复杂程度大大增加了公立医院战略管理的难度。其次，医院的管理涉及经济、政策、社会、伦理等多方面问题，管理过程中又需要兼顾公益性和积极性，这实质上要求公立医院同时满足个体利益和公共利益的最大化，而两者目标的偏差常常导致出现激励不相容的行为。所以，医院的战略管理内容较之企业更为复杂，也意味着公立医院需要投入更多的精力去权衡规划。

第二点差异体现在管理内容的竞争性上。现如今，行业资本、高新技术集聚，消费者偏好多样化，造成企业竞争加剧，生命周期演化速度加快。公立医院虽然也面临着越发不确定的环境，但其演变的速度、恶化的程度却远远不及企业。这是由于公立医院作为国家出资设立的非营利性组织具有较高准入门槛和一定的品牌效应，虽然目前面临着民营医院、新医疗技术的威胁，但其竞争程度要远远小于企业间的生死存亡。另外，在整条价值链上公立医院均处于强势地位。对上游药品、耗材、设备供应商来说，公立医院有较强的议价能力，在双方博弈的过程中，公立医院占有话语权。对于下游患者来说，医患之间长期存在着信息不对称，医生凭借着自己的专业知识和技术处于相对垄断的地位。以上落实到医院战略管理上，战略内容的竞争性就不如企业的突出。

4. 影响因素上的差异

组织进行战略管理时，会综合考虑各种因素的相互作用，而公立医院和企业作为两种不同类型的组织，影响因素有很大的不同。一般来说，公立医院战略管理的影响因素要比企业的多。首先是外在影响因素。企业考虑的外在因素主要是市场作用，需要充分考虑市场中的客户偏好和供应商议价能力。而对于公立医院来说，市场作用需要考虑，但还需要考虑上级部门的监管和公共舆论的监督，其相关战略措施要符合上级部门政策、规章的要求，同时不得违背公共利益，应通过不断提升医疗服务和质量，提升公众的满意度。其次是内在影响因素。在战略制定阶段，企业负责人处于绝对权力地位，靠个人权威即可推动战略进程，而医院领导却需要考虑内部众多利益相关者，特别是医生群体的利益。在战略执行阶段，除了靠制度命令外，更需要培养员工的战略认同感和使命感。

二、医院战略管理步骤

医院战略管理可以使医院更主动地，而不是被动地塑造自己的未来；使医院更勇于创新、引导潮流，而不只是被动地对环境变化做出反应，即将命运掌握在自己手中。现在，越来越多的公立医院深刻地理解和掌握了医院战略管理对医院发展的长期性利益。其步骤则大致由战略分析、战略选择、战略规划、战略执行与控制五个部分组成。（见图2-2）

战略分析指深入、系统地分析医院所处的环境，这对于正确制定医院管理战略是必不可少的程序。一般来讲，分析医院环境，可以从以下三个方面进行：一是外部环境分析，包括宏观环境分析和市场行业分析等；二是组织内部分析，包括资源与能力分析、业务组合分析等；三是综合分析，包括SWOT分析等。

战略选择指当医院对多个战略备选方案进行分析和评价时，从中选出更加合适的方案，进而充分利用外部机会，回避不利影响因素，加强医院内部优势，弥补自身不足。医院战略选择分为三个层级：一是院级战略类型，包括技术领先、服务领先、研究领先；二是业务战略类型，包括横向业务战略和纵向业务战略；三是职能战略类型，包括人力资源管理战略、医疗管理战略、财务管理战略、信息管理战略、对外合作战略等。

战略规划是指一个好的战略规划，目标确定和分解是关键，制定目标后，针对目标进行详细拆分，让团队理解这个战略目标，这样才能充分调动执行人的主观能动性和积极性。行动方案设计是战略规划的第二项重要内容，就是对战略执行工作进行进度安排，包括对执行过程中的每个步骤工作的具体化，明确规定战略实施时先做什么、后做什么、何时完成等各种具体事项。战略规划也离不开预算资源配置，严格预算管理，强化预算约束，有利于战略目标的实现。

战略执行与控制是指在医院战略管理过程的执行阶段，细化既定战略，将各项战略措施付之于行动，保障战略的顺利完成。战略执行的分析，包括确定战略任务、数据收集、运营反馈；减少战略执行中的冲突与对抗；对战略方案进行调整优化和改进。最后通过战略业绩评估，对医院战略进行整体评价和控制，发现战略规划与实行的差距以及执行中的偏离，定期复盘，及时调整。

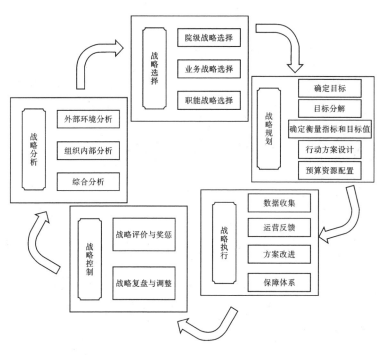

图2-2 医院战略管理步骤

第三章　使命、愿景和价值观

　　A 先生抬起头，深邃的天空看不到一颗星星。"您看，从前人们靠北斗七星辨方向，现如今却连一颗星星都看不到了。"B 教授说："不是的，星星还在原来的那个地方，只是被云层遮挡了起来，就像您现在的医院，那颗本应该引领医院方向的星星被藏了起来，所以是你们缺少了发展的方向。"

　　"什么是医院的星星呢？"

　　"对于战略管理而言，这颗星星就是医院的使命、愿景和价值观。"

第一节　使命、愿景和价值观的内涵

一、使命、愿景和价值观的概念与特征

（一）使命的概念与特征

公立医院的使命揭示了公立医院存在的意义和理由，指明了公立医院的角色定位、社会责任和价值追求。通常来说，公立医院的使命不对医院具体的经营、服务范围和目标进行陈述，而是以抽象、简练的语言反映医院存在的价值，从而回答"医院为什么在这里"这个基本问题。

公立医院的使命具有以下 3 个特征。

1. 概括性

公立医院的使命陈述是对医院利益相关者的宣言与承诺，而不是对医院具体目标的阐述。使命陈述应该具有概括性，这是因为使命存在于医院整个生命周期，需要兼顾不同利益相关者需求，囊括医院不同阶段战略目标。另外，足够概括、没有数字的使命，能够有效地鼓舞人心。医院的使命不是追求规模的扩大和业务量的提升，没有医护人员会对这些具体的数字产生信念，而"挽救生命"这类的使命却能激励人心，让工作变

得有意义。

2. 导向性

一个组织的使命，首先应当是确定顾客需要什么，然后再生产产品，提供服务，而不是基于产品和服务寻找目标市场。所以，在制定使命时就应该具有明确的导向性，做到以顾客的需要为中心。对于公立医院来说，医院的导向是以患者为中心，表明医院的追求，阐明医院对患者的价值，并用让患者明白的语言表达出来。

3. 利他性

公立医院作为非营利性组织，其使命受到社会责任的强烈影响，应该具有利他性。具体来说，医院战略制定者在使命表述中不能只关乎医院自身的发展，只对医院内部职工负责，更要考虑政府和患者的利益，服从国家医疗服务体系布局，以增强医疗服务的开放性和可及性，以为公民健康提供保障为己任。

(二) 愿景的概念与特征

愿景是对公立医院愿望和远景的高度凝练，是所有人员共同形成的医院中长期发展方向和目标。制定愿景的目的在于明确方向，回答"要成为什么样的医院"这个问题。

组织的性质有所差异，但管理却是相通的，因此在考虑医院愿景之前，需要先明确彼得·德鲁克的经典三问："我们的业务是什么?""我们的业务将是什么?""我们的业务终究是什么?"基于现在看未来,基于未来看未来,在思考清楚以上三个问题后,医院未来的图景会变得更加清晰,员工前进的方向会更加明确,愿景也就变得更加明晰。

公立医院的愿景具有以下 4 个特征。

1. 未来性

愿景是医院中长期目标,是面向未来的。公立医院在制定愿景时应该基于现在的条件对未来展开畅想,这也决定了愿景的设置不仅仅是医院惯性发展的结果,而应是未来有挑战性的目标,超出一般水平。比如有些医院的愿景是世界一流,虽然短期内难以实现,却体现了对未来奋斗目标的憧憬。

2. 明确性

不同于使命的笼统和模糊,愿景往往比较清晰和明确,只有这样才能激起医院所有职工的同理心,不然当大家看到所描绘的愿景十分模糊和隐约时,难以建立直观的印象,无法引导和激励大家心往一处想,劲往一处使。

3. 独特性

愿景不是人云亦云,而是由医院自身的地理位置、床位规模、业务水平、职工素质等因素综合决定的。以此建立的独特、个性的憧憬,是制定出适合医院发展战略的基础。另外,独特的愿景可以激发职工的信念感和能动性,让职工体会到工作的意义，并不断地超越自我，实现人生价值。

4. 信任性

愿景是公立医院所有人共同的憧憬，只有发挥所有人的合力，愿景才能实现存在的意义，而实现共同的愿景的前提是塑造一个让职工信任的愿景。首先，愿景是可实现的。如果设置的愿景只是好大喜功，只会成为摆设，难以令人信服。其次，愿景要有落地的路径。要将愿景转化为短期目标，让职工感受到医院朝着愿景前进的步伐。最后，医院领导要身体力行，只有这样才能获得职工的认同感和信任感。

（三）价值观的概念与特征

价值观是指公立医院确定的用以引导医院人员追求其愿景和使命的信念、特性和行为规范。通常来说，价值观是医院文化的核心，是医院长期实践过程中自然而然产生的，它通常与"公平""正直""创新""团队"等具有正能量的词汇相关联。医院价值观应该是医院每个人的行事准则，也是医院管理者解决矛盾和处理纠纷的判断依据。

价值观具有以下 3 个特征。

1. 时代性

医院价值观应该具有时代性。第一，医院的价值观要符合时代发展的要求。2009 年启动的新一轮医改提出公立医院要回归公益性，在此形势下建立的医院价值观，必须具有作为非营利性组织的特征，以患者健康为中心，坚守公益性。第二，医院在不同时代呼唤不同的价值观。价值观不是一成不变的，要反映医院不同阶段的特征，也要随着阶段的变化而调整。

2. 判断性

价值观是信念，也是标准和规范，当医院或者个人的行为处于两难的情况下，医院价值观就是评判的标准，所以价值观具有明确的导向，具有一定的判断性。医院也应该坚持自身的价值观，以此来激励和约束医院职工，满足利益相关者的诉求。

3. 稳定性

价值观会随着时代特征和医院战略的变化而调整，但整体来说价值观具有一定的稳定性。医院形成的价值观在很长的一段时间内会保持不变，稳定的价值观能够得到更多职工的认同，久而久之形成医院文化，渗透到医院的方方面面。

二、使命、愿景和价值观的关系

使命、愿景和价值观是医院发展的内在动力，表达了医院的价值和文化，也指明了医院职工的行动方向。三者通常出现在一起，并按照"使命—愿景—价值观"的逻辑顺序进行排列。其中，使命是定位，指医院存在的价值，是医院所应承担并努力实现的责任，医院的一切都源于使命；愿景是目标，是医对未来的展望，是医院实现整体发展方向和目标的理想状态，是将医院使命具象化的表现。如何去实现使命和愿景呢？这就是价值观的内涵，即"医院所崇尚文化的核心，是医院行为的基本原则"。概括来说，使命是医院的终极追求，愿景是实现使命的阶段目标，而价值观是实现使命和愿景的保障。如图 3-1 所示。

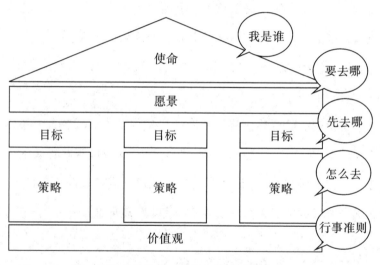

图 3-1　使命、愿景和价值观的关系

三、使命、愿景和价值观的作用

有人称使命、愿景和价值观为战略的起点，也有人将使命、愿景和价值观比作组织这棵大树的根部，足可见这三者在组织和战略管理中的重要地位。

总的来说，它们的效用体现在以下 3 个方面。

1. 凝聚功能

在现代社会，每个人都有自己的价值观念和处事原则，在医院组织内部也是如此。不同的个体表现出不同的个性，医院若想取得长远发展，就必须将这些个性特征凝聚为一个整体。以往仅仅从经济利益或价值交换的角度去处理职工和医院的关系，虽然能取得短期效果，却缺乏长期可持续性。特别是医院作为知识密集型行业，聚集了大量高学历的智力职工，每个人对于个人规划都有不同的愿景。而凝聚功能的作用在于能够通过使命、愿景和价值观的导入，获得职工的认同和响应，并且整合凝聚职工的个人意愿，使医院职工都自觉、积极地投入医院活动，充分发挥个人能力去达成医院目标，达到凝聚人心的软约束效果，最终实现个人利益和医院利益长期意义上的一致。

2. 导向功能

使命、愿景和价值观阐述了医院存在的终极意义和中长期目标，具有明确的导向作用。对于医院来说，可以指引医院前进的方向，明确实现价值的途径和方式，增加医院的存在价值；对于科室来说，可以明确自身在医院发展蓝图中的定位，明确科室的发展方向；对于个人来说，可以明确自身努力奋斗的方向和行为准则。

3.甄别功能

使命、愿景和价值观还能发挥甄别筛选的作用。在医院选人环节，除了必备的专业技能，还可以增加对使命、愿景和价值观的考核，比如是否认同医院的使命，是否愿意为医院的愿景而奋斗，是否认可医院的价值观等。即使有一流的学历、高超的技术，但若不能以患者为中心，排斥团结、合作、创新，无法长期努力奋斗，那这个人对于医院来说就是不适合的。医院用使命、愿景和价值观可以筛选出与医院契合的人才，甄别出愿意与医院发展同频共振的人才。

第二节 使命、愿景和价值观与战略管理的关系

在已经出版的战略管理相关书籍中，使命、愿景和价值观通常被放在最前面的章节，那么使命、愿景和价值观与战略管理之间有什么关系呢？总的来说，两者是"技术"与"艺术"的关系。首先战略管理是"技术"，通过引用和改进现有的管理思想和工具方法，医院可以依此明确规则、路径、机制，按部就班地进行管理。然而，人并非单纯的"经济人"，组织面临的环境也非一成不变，但各项规则、制度却滞后于医院和人员的变化，难以形成敏捷管理。随着各项规则和工具应用日臻完善，这样的问题会越发明显，比如管理中的灰色地带：制度没有明

确的事情，不做；与自身绩效考核无关的事情，不做。这些问题的出现已不单单靠熟悉战略管理这项技术来解决，就需要引入"艺术"管理，而使命、愿景和价值观就是这门"艺术"。相比于"技术"管理，"艺术"管理更加全面、系统，能够整合医院职工的个性特点，充分发挥人的主观能动性，及时应对环境的变化，最终与"技术"管理一起实现个人、医院和社会之间的平衡发展和效用最大化。

下面具体来说一下战略管理与使命、愿景和价值观的关系。

一、战略管理与使命：鸡生蛋还是蛋生鸡

鸡生蛋还是蛋生鸡这个因果困境想要表达的是一个"到底是先有蛋，还是先有鸡"的问题，到底谁先出现在这个世界上，是鸡还是蛋？这个鸡与蛋的问题也常常激起古代的哲学家去探索并讨论生命与宇宙的起源问题。同样，战略管理与使命也面临着这样的困惑，是根据使命来确定战略，还是使命本就是战略的一部分？

这就要从使命的概念说起，使命是组织存在的目的，即组织为什么存在？也就是说，使命是伴随着组织的产生而产生的，而战略管理却是组织的一项管理活动，使命要早于战略管理。由此可见，医院的使命初步决定了医院的发展战略，医院的战略管理是医院确定其使命后，对医院的外部竞争环境和内部条

件进行综合分析，进而确定医院的战略目标，并通过一系列规划、实施、控制保证目标顺利实现的动态管理过程。

二、战略管理与愿景：依愿而行

战略管理明确了医院实现使命的途径，而愿景又是使命具象化的表现，所以愿景是战略管理的前提。所谓战略管理就是医院实现愿景所用的方法和手段，战略管理要依愿而行。

医院战略的根本目的是要解决医院的发展问题，医院愿景指明了医院的发展方向，并将其用可描述的语言确定下来。因此，在愿景下进行的战略管理保证了方向的正确性。在愿景的指引下，依次设定关联性的阶段目标，明确达到阶段性目标所需要的策略、具体行动、资源配置，并在实际行动中不断修正调整，最终保证医院使命的达成。

三、战略管理与价值观：共存共变

价值观是实现使命和愿景的行为标准，也是医院实施战略管理的行为准则。医院的价值观随着医院的发展而逐步凝练，与战略管理共存共变，相互影响。当一个医院实施一个新战略的时候，医院的目标、策略、模式、行为方式等各种组织要素就会相应发生变化，从而引起医院价值观的改变。因此医院必须及时更新价值观，最终使新战略与价值观达成一致。同样，由于医院的目标、策略、模式、行为方式等组织要素的改变而带来的医院价值观的变化也一样会影响着战略的实施，这时医院就要根据自身的价值观来考虑变革现有的战略。新战略的实施需要新的价值观的支持，同时价值观也引导着新战略的实施，两者不可分离，相互影响。

第三节　使命、愿景和价值观的形成

一、使命、愿景和价值观的形成过程

使命、愿景和价值观作为医院管理的重要内容，它们不是也不能凭空创造出来，它们是医院管理者的初心，是医院在成长过程中逐步出现并被大家认可的理念、思维方式和憧憬。基于行为动力学的理论，可以发现使命、愿景和价值观的形成大致遵循以下逻辑：最初的管理者把自己的理念通过实施各项管理举措传递给员工，员工经过反复验证相信这些假设，形成个人信念和心智模式；当大多数人都相信同一理念时，就形成了特定的使命、愿景和价值观雏形。但是医院使命、愿景和价值观创造的人员，产生的时间可能会存在差异，使命和愿景更多来自医院管理者的规划：医院使命是与生俱来的，在建院之初就有雏形；医院愿景是随着医院的建立而逐渐清晰的；价值观更多产生于医院日常的运营过程中，随着医院的不断发展而完

善，是长期沉淀的结果。所以使命、愿景和价值观的形成不是制定的结果，而是长期凝练的结果，是将医院长期形成的理念、思想、梦想进行分析融合，并提炼出一个能够被大家认可、清晰表达的内容和词语，通过宣传和引导，成为全体医院人的梦想和遵循的原则。

那么如何将嵌于医院的使命、愿景和价值观用文字清晰地表述出来呢？这个过程一般可以分为两种路径：一是由领导谋划，二是由全员征集。两种方法互有优劣，都有可行之处。但无论哪一种，其大致的思考过程如下所示。

（一）信息收集

医院所处环境对医院未来的方向有极大的影响，这些因素直接关乎医院的战略、使命、愿景和价值观的制定，因此有必要对医院内外部环境进行全面的信息收集和整理。在形式上可以通过外部资料搜索和内部人员访谈进行，资料搜索包括一些涉及医院的制度、行业、经济、社会、文化、技术等信息，而内部访谈着重关注院级领导和中层干部的反馈。

（二）挖掘提炼

需要医院领导或全体职工对现有使命、愿景和价值观元素进行盘点、评价、筛选，在此基础上结合前期搜集的资料和医院发展的需要，去粗取精、去伪存真，进行深入挖掘和提炼，并形成新的、适宜的、易于表达的使命、愿景和价值观。

（三）征集讨论

若是全员参与，这个阶段则是使命、愿景和价值观的征集阶段。若是领导谋划，这个阶段则是一个院领导和中层干部共同讨论的阶段。医院的院领导、中层管理者和骨干员工被随机分成几个讨论组，院领导任组长，组织组员就前期资料收集和挖掘提炼的结果，对医院的使命、愿景和价值观进行论证。

（四）方案形成

经过前面几个步骤的分析和提炼，已经对医院使命、愿景和价值观有了初步的意向，接下来在医院院领导内部会议上，对候选的几套方案进行再次论证。最终确定一个方案作为医院奉行的使命、愿景和价值观。

（五）动态调整

前四个步骤提炼出的使命、愿景和价值观，是医院各级领导和科室骨干共同参与探讨出来的结果，但是使命、愿景和价值观并不是一成不变的。随着医院内外部环境的变化，它们可能三年就有小变化，五年就会有比较大的变化，医院需要每隔一段时间或者当外部环境发生巨大变化时，对三者进行检视，校验它们是否符合当前的环境需要，并及时调整。

二、使命、愿景和价值观的关注因素

（一）外部因素

1. 自然环境

我国地大物博，疆土辽阔，陆地面积约 960 万平方千米，横跨 5 个地理时区，拥有 56 个民族，不同地域之间由于经济、历史、生活习惯和思维方式等原因，必然产生文化差异，而文化差异会映射到医院使命、愿景和价值观上来，因此在确定医院自身的使命、愿景和价值观时要考虑当地地域环境所带来的影响。

2. 社会环境

公立医院不能脱离社会而独立存在，要塑造适合自身的使命、愿景和价值观就要考虑所处的社会环境，如政治制度、经济发展状况、科技发展水平、当地乡土人情等，综合以上因素，确定使命、愿景和为之服务的价值观。

3. 竞争环境

与其他传统行业相比，医疗行业有着自身的特殊优势，主要体现在：政策壁垒高，医患信息不对称程度高，医疗价格弹

性小等。但这并不意味着医院之间没有竞争。公立医院所处的
竞争环境也是明确使命、愿景和价值观的主要考量因素，需要
明确医疗行业内或地区中有哪些有影响力的医院，明确自身与
周边医院的竞争关系，预计医疗市场容量有多大，驱动因素是
什么，从而摆正自身位置，制定相应的使命、愿景和价值观。

（二）内部因素

1. 医院历史传统

医院使命、愿景和价值观的形成不是一蹴而就的，而是伴
随着医院发展逐渐孕育、成长和发展而来的。医院在多年的发
展过程中，会遇到机遇、挑战和转折点，这些特有的经历会逐
渐在医院沉淀、传承，形成医院的历史传统，并体现在经营理
念、管理风格、医院文化等方方面面。因此，医院历史传统是
形成医院使命、愿景和价值观的重要因素。

2. 初代管理者

组织行为学大师斯蒂芬·P. 罗宾斯（Stephen P. Robbins）曾
经提出："组织现行的惯例、传统、做事情的一般方式，在很大
程度都是由于它以前的努力，而这最初源头就是组织的创始
人。"因此，医院第一代领导或团队对医院使命、愿景和价值观
的形成起着内部的源头作用。这是因为在医院早期经营过程中，
医院管理的思路和方法中必然体现领导者的风格，而这种风格

会通过各种政策、制度、准则等在医院内贯彻，当这些思路和方法与医院实践互相碰撞固化下来，形成医院既有的经营理念和管理风格之后，一个医院的文化就初具雏形，这便决定了使命、愿景和价值观的基调。

3. 医院职工

医院的使命、愿景和价值观不是一个单一的集合，而是由全体员工在长期的医院运营活动中培育并逐渐形成和丰富起来的，因此医院职工的思想、文化和能力直接影响和制约着医院的使命、愿景和价值观的形成和落实。

4. 医院的生命周期

医院处于不同的发展阶段，决定了它的不同特点，进而影响到使命、愿景和价值观。医院从导入期、成长期，发展到成熟期，再到衰退期，便完成了一个循环过程，其愿景和价值观可能会发生不同的变化。处于导入期的医院往往首先关注医院的生存，因而可能没有明确的愿景，价值观更多的是艰苦奋斗；进入成长期的医院，随着相应制度的完善，其愿景会逐渐清晰起来；进入成熟期，医院的愿景会进一步提升，以前追求省内一流的医院，会树立更远大的目标，追求国内一流甚至世界一流。

第四节　案例

河南省肿瘤医院的使命、愿景和价值观的形成过程大致如下。

一、成立评选小组

由党办、院办牵头成立医院使命、愿景和价值观评选小组，负责医院使命、愿景和价值观的征集和评选。

二、广泛征集

评选小组草拟《河南省肿瘤医院关于征集使命、愿景和价值观的通知》，分发到各个科室进行征集。通知包括以下几个方面。

（一）征集内容

医院的使命——医院存在的价值，指医院在社会经济发展中所担当的任务和责任。

医院的愿景——医院希望达到的未来的景象，包括医院发展方向，未来要建成的规模、层次和标准，是医院与职工共同的目标理想。

医院的核心价值观——医院建设与发展过程中所推崇的基本信念，是医院及职工做人与做事的行为准则、是非标准和崇高的精神追求。

（二）征集要求

一是对医院使命、愿景和价值观的提炼须从医院的历史特点和实际出发，突出本院的个性品质，体现医院服务人民、爱民惠民的原则。

二是每项内容要求用一句话或几句话概括表述。文字精练，语言通俗，富有美感，还要符合医院实际，振奋人心，意义深远，朗朗上口，便于记忆和传诵。不要与医院院训、医院精神和发展理念重复。

三是投稿者须附有对三项内容内涵的简要解释性文字。

四是各总支（直属支部）、各部室要做好宣传动员工作，号召支持关心医院文化建设的全体人员参加；通过征集活动的开展促进广大职工对医院使命、愿景和价值观的思考，以实际行动打造医院的文化品牌。

五是作品要求原创，不得抄袭、借用其他医院的作品。

三、集中评选

对征集到的文稿，医院将组织评选小组进行评选推荐，并将各项结果上报院党委会审定。

通过以上步骤，最终确定了河南省肿瘤医院的使命、愿景和价值观。

1. 使命：致力"三早"，造福中原

"三早"即对肿瘤早期发现、早期诊断、早期治疗，是肿瘤防治的关键。我们要切实履行社会责任，突显公益性，防治结合，在落实"三早"上下功夫，提高肿瘤的防治水平，降低肿瘤的死亡率，让更多中原群众受益，为构建和谐社会做出贡献。这八个字体现了医院的社会责任，特色鲜明，意义重大，彰显了医院的"根本任务"所在。

2. 愿景：患者首选，健康家园

以建设国家癌症区域医疗中心为目标，以科学管理为前提，人才培育为关键，学科建设为重点，规范技术为核心，精良设备为支撑，高端科研为动力，人文服务为保障，优美环境为依托，把医院建设成为患者诊疗首选、充满人文关怀的美丽（幸福）家园。

3. 核心价值观：责任、团队、开放、关怀、卓越

责任：拓展思维，提升能力，尽职尽责，维护利益，促进人民健康事业发展。

团队：求同存异，相辅相成，高效运作，风雨同行，实现我们共同的目标。

开放：吐故纳新，互通互动，博采众长，统一连贯，持续提升医疗服务品质。

关怀：以人为本，相互尊重，诚信爱护，温暖人生，构建和谐无处不在。

卓越：励精图治，开拓奋进，继往开来，臻于至善，引领区域肿瘤防治事业。

为了进一步固化医院的使命、愿景和价值观，河南省肿瘤医院开展了一系列活动，如坚持医德教育，定期举办医院大讲堂，加强医院文化引领，开展"做优秀肿瘤医院人"主题活动，打造全院职工命运共同体。

一系列使命、愿景和价值观征集、确定、固化工作，在职工中引起了良好反响，成为凝聚职工力量的精神动力，进一步加强了医院文化建设，明确了医院发展的方向和行为标准，为今后医院实施战略管理打下了坚实的群众基础和文化基础。

第四章　战略分析

A 先生若有所思："您介绍了半天，我怎么越听越糊涂，觉得战略管理好像若有若无，在实际操作层面好像没有办法应用？"B 教授哈哈笑道："别担心，早些年学者们也已预料到了，所以他们开创了一系列的管理分析工具，使用这些分析工具可以帮助管理者迅速了解组织所处的现实世界，而这一步骤就叫作战略分析。"

"那太好了！对于医院而言有哪些战略分析工具呢？具体应该怎么使用呢？"A 先生忙问道。

第一节　外部环境分析

公立医院的外部环境分析主要涵盖宏观环境分析与市场行业分析。

一、宏观环境分析

公立医院的宏观环境分析包括经济因素、技术因素、社会文化因素、政治法律因素等几个维度，分析方法主要为针对以上因素的 PEST（politics 政治，economy 经济，society 社会，technology 技术）分析。

（一）政治环境

公立医院政治环境分析的维度包括对医院有直接约束力的卫生政策；政府行为，如政府补助、政府支持、政府决策、政策执政能力等；相对新的国际政治、法律因素，如全球化背景下新型医疗卫生模式发展趋势；各政治利益集团，如医联体发展模式下城市医联体与县域医共体内利益相关者的相互博弈行为等。

由于我国公立医院是政府办医承担主体责任，在政治环境中卫生政策具有突出影响，因此该部分以分级诊疗制度、医联体制度、医保制度、基本药物制度为例，对公立医院的制度环境影响进行深入分析。

1. 分级诊疗制度

《国务院办公厅关于推进分级诊疗制度建设的指导意见》（国办发〔2015〕70号）中指出，通过建立医疗卫生机构分工协作机制，有效下沉优质医疗资源，提高资源效率和整体效益，形成基层首诊、双向转诊、急慢分治、上下联动的就医新秩序。公立医院作为该制度环境下的主要利益相关主体，带来的影响是多层次的。第一，长期以来三级医院作为大量患者的首选医院，已形成就医惯性，分级诊疗制度促使部分患者下沉基层，这将导致三级医院服务数量的下降。这种下降一方面为缓解三级医院严峻的就医形势提供了喘息机会，促使三级医院有机会提供更加精准优质的医疗服务，聚焦高精尖技术研发及疑难杂症病症的诊治；另一方面市场份额占比的下降必然导致总体收入的下降，虽然医院的公益性属性决定了其为非营利组织，但医疗收入仍然是支撑医院发展的主要支柱，业务收入的下降可能会引发诸多连锁反应，如高层次人才的流失。第二，对于基层医院而言，分级诊疗制度以引导形式促使部分患者下沉基层，一方面为基层医疗机构带来"市场份额"，保障基层医疗机构的正常运转；另一方面目前基层医疗机构较薄弱的医疗服务能力无法为患者提供相匹配的诊疗服务，因此分级诊疗制度无疑增加了基层医疗卫生机构的工作压力。

2. 医联体制度

相比分级诊疗制度，医联体制度可以作为分级诊疗制度的具体实施方案。医联体联动模式对三级公立医院的影响主要体现在对下级医院的责任属性方面。在医联体模式中，三级医院不仅需要承担自身的医疗业务工作，还需要承担对下级的指导、监管等工作，同时需要与下级医院建立双向转诊渠道。这些职责以医联体模式被规范化，同时作为医联体考核内容的重要组成部分。一方面三级医院被赋予了更大的责任，对下级医院的职责增加了其原本就繁重的工作负担；另一方面对下级的帮扶可以使三级医院医务人员切实深入基层，通过建立紧密联系，提升自身的使命感与责任感。对于基层医院而言，医联体模式是借助外界力量提升自身的良好发展机遇，通过三级医院帮扶，基层医院实力实现显著增长；但同时渠道的搭建也存在着基层医院优质医务人员被上级医院虹吸的风险。

3. 医保制度

目前我国实现了"全民医保"。对于医院而言，首先，全民医保制度的推行通过要求医院实施总额预算，直接影响了医院的增收空间；其次，随着医疗保险覆盖范围的放宽与医疗费用的上涨等，增加了医保扣减的额度，影响了医院收益。该制度的实施增加了医院的管理难度，复杂的局势对医院医保管理的精细化提出了更高要求，医院的管理模式面临着巨大的更迭压力；而目前的医保管理主体对医院干涉过细，严重增加了医院医保管理工作的困难程度，不适合临床治疗过程中的精细化、个体化差异，这种矛盾的存在随着医保基金支付压力的变化而变化。

4. 基本药物制度

对于广大居民而言，国家基本药物制度的实施无疑是一项惠民工程，但对长期以来依靠药品补偿作为主要经营模式之一的医院而言，基本药物制度的实施无疑切断了其一大部分经济来源。但同时基本药物制度的实施也释放了患者的就医需求，对居民就医行为有明显的促进作用，尤其是极大促进了住院人次的增长。

（二）经济环境

公立医院的外部经济环境分析维度包括人群的经济收入水平、医疗服务价格、区域经济结构、当前经济状况等。其中，对公立医院外部经济环境影响较大的维度包括人群经济收入水平、医疗服务价格、区域经济结构，因此以这三个维度为例，对内容进行简要分析。

1. 人群经济收入水平

该指标已经成为国内外公认的影响居民就医行为的重要因

素之一。除了疾病严重程度外，人群经济收入水平直接影响人群的就医选择，包括是否就医、就医级别（三级医院或者基层医院）、就医药品选择等行为，而居民的就医行为是影响医院收入的重要因素。

2. 医疗服务价格

医疗服务价格对居民就医行为的影响通常与人群经济水平具有紧密联系，理论上医疗服务价格越高，所覆盖的患者人群越少。对于医院而言，可以采取等级性医疗服务项目，如 VIP 服务。

3. 区域经济结构

该指标对公立医院的影响通过区域内卫生资源的合理配置程度、对卫生资源环境的支持程度等体现出来。区域内卫生资源的合理配置程度包括省、市、县、乡、村五级医疗卫生机构的设置分布与功能定位成熟度。对公立医院个体而言，区域内卫生资源的有效配置是实现个体医院运营效率、运营秩序、运营环境的有效助推器；功能定位成熟度是区域内医院各司其职的重要保障。

（三）社会环境

公立医院的外部社会环境分析维度包括社会文化、人口结构、教育水平、风俗习惯、饮食结构等。

在社会文化方面，主要存在着价值观与文化传统因素。社会的核心价值观构成组织共同的价值观念体系，如现代医学的"整合"观念从影响医疗卫生服务体系构建延伸至影响医学技术手段。对于医院而言，社会文化产生的影响是内化于心外化于形的，例如以疾病为中心向以患者为中心的疾病诊疗理念的改变，从而引导着医院服务提供模式的转变。

在人口结构方面，性别、年龄、人口数量、流动人口等相关变量均是可能对公立医院产生影响的社会环境因素。第一，性别上，一方面，疾病的性别特征本身就具有差异，男性与女性易患疾病的不同、患病后治愈率的不同，均应该作为区域内医院专科建设需要考虑的因素；另一方面，性别不同导致的就医行为也不尽相同。第二，年龄直接影响着疾病谱的变化，如人口老龄化趋势下慢性疾病成为医院重点发展领域，基层医院对慢性疾病的防控工作以及三级医院对慢性疾病并发症的诊治工作，都逐渐变成具有较高"市场空间"的发展领域；同时与"二孩政策"的出台随之而来的是对妇幼专科快速发展的要求，特别是高龄孕产妇的健康需求。第三，人口数量对医院的影响是通过区域人口密度决定的，如北上广等特大城市，大规模的人口基数下患者人数比例也相对偏高，直接影响着医院的就诊人次。除此之外，人口中高患病率也会成为不同地区医院专科疾病发展的侧重点，如河南林州市食管癌患者数量多，直接导致该地区食管癌患者的就诊量较高，以食管癌疾病诊治及研究打造高峰学科就可能成为医院的发展方向。第四，流动人口对医院的影响一方面体现在医院服务量的增多，另一方面可根据流动人口疾病特征推动医院专科发展，如海南省推行旅游医疗特色服务，推动当地慢性疾病的康养一体化模式发展。

在教育水平方面，居民受教育水平与其健康素养具有直接关系，当居民受教育水平较高时，其健康素养普遍偏高。对自身健康水平的关注促进居民及时发现自身健康问题，从而选择早诊早治的就医行为，增加医院服务人数。

在风俗习惯与饮食结构方面，该因素主要通过影响人群行为生活方式影响人群健康水平，如喜食腌制品、饮热茶、酒文化等与疾病相关的生活、饮食方式，影响人群疾病发病率，从而影响医院的患者收治数。

（四）技术环境

公立医院的外部技术环境因素可以从公立医院的核心职能——医疗、教学、科研、疾病防控几个方面分析。

首先，在医疗技术方面，医疗技术主要指临床诊疗技术。医院的外部技术环境主要是外部世界对全球前沿新技术新项目的掌握程度对医院本身的冲击，新技术新项目的开展迫使医院摒弃传统的诊疗路径，以更好的诊疗疗效或者更低的诊疗成本获取更多的市场。同时，高精尖医疗技术的发展是公立医院，尤其是三级公立医院应该追求的立身之本，获取市场目前没有普及的高精尖诊疗技术，方能使医院自身处于医疗市场的高峰。

其次，在教学方面，公立医院普遍承担临床医生规范化培训、实习、见习、硕博研究生培养、继续教育等教学任务，其中市场的竞争力主要体现在通过优质的教学水平对这部分参加学习的学员产生吸引力。尤其对于硕博研究生的培养方面，自主培养的临床硕博研究生往往具有较高的工作环境适应性与契合度，毕业留院工作能够更快地进入工作状态，因而对于医院具有较强的吸引力。但外部市场中教学实力的强弱会影响这部分硕士博士的工作倾向或继续研读的道路选择，因而对医院产生一定的影响。

再次，在科研技术方面，医院的科研技术包括基础研究与临床转化两个模块。目前三级公立医院多选择向临床研究型转型的建设路径，科研技术就成了这一模式实现成功转型的重要助推器。领先的科研技术不仅能成为公立医院助力临床技术提高的重要基础，同时也是医院在全国排名的重要依据。以复旦大学医院管理研究院出台的全国医院排名评价模型为例，医院的科研实力是其主要的评价维度。因此，外部市场中相同级别公立医院较强一方的科研技术拥有者将更容易获取优质的外部声誉，从而产生市场影响力。

最后，在疾病防控方面，疾病防控同样是公立医院重要的职能之一。三级公立医院的疾病防控职能更多的是对下级医院、基层医疗卫生机构进行业务指导，通过定期的指导教学可形成良好的合作基础，从而有助于分级诊疗相关医疗业务的开展。因此，疾病防控技术在外部市场的竞争环境中更多地体现在通过有效的业务指导与基层医疗卫生服务机构建立良好的协作关系，从而稳定部分患者来源渠道。

二、市场行业分析

（一）"五力"模型概述

为了衡量市场和单个细分市场的吸引力，确认行业的投资价值，同时了解市场状态，迈克尔·波特于20世纪80年代初提出"五力"模型，认为行业中存在着决定竞争规模和程度的五种力量，分别为同行业内现有竞争者的竞争能力、潜在进入者进入的能力、替代品的替代能力、供应商的讨价还价能力与购买者的议价能力。其中，潜在竞争者能够在两个方面减少现有组织的盈利程度，一方面是竞争者瓜分原有的市场份额，从而获得原本属于本组织的业务；另一方面竞争者减少了市场集中，从而激发现有组织间的竞争，在市场调节机制作用下价格与成本间的差值缩小。若潜在竞争者相同，替代品能够夺取业务并加强现有组织间的竞争。供应商的能力是指投入要素的供应者通过价值谈判，从他们的客户中榨取利润，直接增加组织的生产成本。购买者的力量是指客户群体在购买中对价格的谈判能力，通过这种谈判能力从而降低销售成本。这五种力量综合起来影响着组织的战略决策。

（二）"五力"模型在医院的应用

医院竞争环境的五种力量分别为：①竞争者。医院的竞争者指同级别的医疗卫生机构。截至2019年年末，全国医疗卫生机构总数达101.4万个，比2018年增加1万个。其中医院3.4万个，比2018年增加1 345个，公立医院1.2万个，民营医院2.2万个。（参见《中华人民共和国2019年国民经济和社会发展统计公报》）医院数量大规模增长的背后存在两种竞争势力。第一种是公立医院之间的竞争，随着交通便捷性的提高，患者对优质医疗服务的可获得性随之改变，优质医疗资源分布不均促使异地就医趋势明显，使公立医院面临的竞争者不再局限于本区域；第二种是公立医院与民营医院之间的竞争，尤其是目前新医改政策严格限制公立医院大规模扩张，同时鼓励民营医院发展，这给公立医院未来发展的形势带来挑战。②替代品。因为医疗卫生行业的特殊性，严格意义上公立医院不存在替代品。但针对某一家医院而言，一方面分级诊疗制度推动患者需求下放，部分原本在三级医院就诊的疾病需要在基层医疗卫生机构就诊，冲击了医院的经济收入；另一方面，医疗资源平台逐渐成为目前年轻患者的首选就诊方式，网络医院的出现及发展趋势也许会在未来逐渐替代某一部分的医院供应。③潜在进入者。我国多样化的办医体制逐步引入社会办医，包括购买医院、独资建设医院、公私合资股份制医院等。这些潜在进入者相比政府办医具有更为雄厚的资金支持，往往倾向于采用企业的经营与管理模式，因此无论是行业规范、人才结构，还是资源配置，都有可能成为潜在的医疗行业有力进入者。与此同时，落实政府办医的主体责任也逐渐使政府成为潜在进入者。④供应商。公立医院的外部供应商包括药品、器械、设备的供应者，场地的提供者，以及行业内部的医生、护士等。在基本药物制度改革之后，公立医院被迫执行药品零差价、取消药品加成的国家政策，这意味着药品供应商的议价能力随之降低；高端医疗设备供应商在市场上整体具有不可替代性，因此往往具有较大的议价主动权；医疗耗材则因为技术含量较低，可替代性强，非前瞻性产品的供应商议价能力往往较低。与此同时，作为医疗服务的供应者，多点执业制度的实施提高了医务人员的议价能力。⑤购买者。公立医院的购买者包括患者、患者家属、保险管理机构以及政府等。由于医疗卫生信息的不对称，传统的医患关系模式中患者往往是医疗服务选择的被动接受方，而非主动选择方。伴随着医疗服务行业的竞争力度不断增强，患者对医疗机构的可选择性增加，医患之间的关系正在发生转变。因此综合来看，我国公立医院的购买者议价能力在提升，医疗行业的收入能力却面临着较大挑战。

第二节 组织内部分析

组织内部环境分析是对组织运用资源能力的诊断，包括组织的有形资源、无形资源和组织资源的整合等。

一、资源与能力分析

（一）GREP 体系概述

资源分析包括组织有形资源与无形资源的份额分析。能力分析包括研发能力、生产管理能力、营销能力、财务能力和组织管理能力的分析等。为了对其具体内容进行分析，中国人民大学文跃然教授提出适用于中国的本土化 GREP（govern 治理，resource 资源，entrepreneur 企业家，product 产品）体系，作为对组织内部资源诊断的结构化分析工具。

（二）GREP 体系在医院的应用

GREP 体系分析维度主要包括组织治理结构、企业家和企业管理团队、资源、产品（服务）四个维度。对公立医院来说，组织治理结构包括医院的管理结构、管理机制、管理制度等。医院管理结构指组织架构、工作职责、工作流程等，不同组织架构的设立对医院运营发挥不同效果，如扁平化管理与层级性管理，影响医院实际发展状态；医院工作职责从宏观角度为其功能定位，微观角度主要指科室具体职责分工；工作流程的高效性与便捷性是医院服务人性化的重要体现。医院管理制度包括医疗质量安全管理制度、人力资源管理制度、财务资产管理制度、绩效考核制度、科研管理制度、后勤管理制度等，制度的健全与有效影响医院运行效率。

领导和管理团队主要指医院的人才梯队，人力资源作为第一资源，医院人才梯队的健全是学科发展的关键因素，医院人才梯队具体包括学科带头人、学科骨干以及后备人才。

资源包括医院的人力资源、财务资源、物质资源等实体化资源，以及信息资源、文化资源等无形资源。其中人力资源包括专业技术人才、专职科研人才、管理人才等的人力数量与质量；财务资源包括各方面的经费投入，医院是否有有效的资本存量、现金流、利润以及良好的资本运作平台；物质资源包括大型设备、耗材、办公设备、信息管理系统、远程会诊系统等，尤其是后两者资源在我国信息化发展大趋势中的重要性越来越凸显；信息资源依据不同的工作内容而异，包括医疗技术信息、患者信息等；文化资源作为医院的软约束力，在医院战略管理中具有重要价值，医院文化资源包括其核心价值观、愿景等，医院倡导的主流行为方式是否能够迎合员工及客户（即患者）的价值观，可以帮助降低双方交易成本，如医院以"服务人性化"为核心文化时，打造的医院环境更能迎合患者对服务品质追求的心理。

产品（服务）主要指医院的核心技术、科研能力等。医院以核心技术为其主要竞争力。医院是否具有核心技术，是否利用好核心技术打造品牌学科，以及能否保持品牌学科的长盛不衰均可影响医院发展效益。与此同时，随着对医院科技创新要求越来越高，医院基础研究、临床研究、成果转化等逐渐成为衡量医院核心产品的重要指标。

二、业务组合分析

（一）波士顿矩阵概述

波士顿矩阵法（BCG Matrix）是在 20 世纪 70 年代初由波士顿咨询集团研发的，即将组织的每一个战略事项标记在一种二维矩阵图中，从而对战略事项是否提供高额的潜在收益进行判断。BCG 矩阵通过"市场增长率"与"相对市场占有率"两个指标将战略事项划分为四种业务组合模式，即明星（stars）、问题（question marks）、现金牛（cash cow）、瘦狗（dog）。因此，BCG 矩阵的实质是为了通过业务组合优化选择对实现组织现金流量平衡最优的战略项目。

（二）波士顿矩阵在医院的应用

医院中 BCG 矩阵的运用可以兼顾学科当前状态和发展趋势，开拓管理思路，有利于医院进行合理的资源分配与发展投入。目前国内 BCG 矩阵应用有两种模式：第一种从医院经营的业务指标方面入手进行模型构建，重视医院经济效益考量；第二种结合了公立医院的社会效益进行建模，更加符合我国公立医院的功能定位。因而以下从后者对医院 BCG 矩阵的运用进行概述。将纵坐标定义为科室业务收入增长率，选取该科室业务行业平均增长率为临界值，横坐标定义为区域相对市场占有率，指医院各个科室业务的市场占有率与该区域内最大的竞争医院相同科室业务的市场占有率之比。基于公立医院的公益性属性，对 BCG 矩阵进行拓展，增加对公立医院社会责任履行度和对居民健康负责程度的考量，引入是否属于基本医疗服务的变量，分析出以下四种科室业务。

1. 问题型科室业务，具有高市场增长率、低市场份额

收入增长率高说明其发展前景较好，而较低的区域相对市场占有率说明该业务并不是医院特色，发展所需的资源、技术、能力还不足，非基本医疗服务项目公益性不强，这类业务可能利润率很高，但占有的市场份额很小，经常以新业务为主。其中的基本医疗服务项目由于其较强的公益性，需要进一步投入，是公立医院必须开展的项目之一。

2. 明星型科室业务，具有高市场增长率、高市场份额

收入增长率高说明其发展前景较好，较高的区域相对市场占有率说明该业务同时也是医院特色专科，具有较好的口碑与影响力。这部分非基本医疗服务项目一般由问题型业务投资发展起来，将有望成为医院未来的现金牛业务；而其基本医疗服务公益性较强，是公立医院必须开展的业务。

3. 现金牛型科室业务，具有低市场增长率、高市场份额，且不属于基本医疗服务的科室业务

较低的业务增长率说明该业务所在领域处于成熟状态，市场饱和，短时间内业务收入较难进一步提升；较高的区域相对市场占有率说明该业务是医院特色，可以为医院创造稳定的收入，但因为市场已经成熟，医院不必投入大量资金来扩展市场规模，应选择保守战略。但其中的基本医疗服务的科室业务应持续开展。

4.瘦狗型科室业务，具有低市场增长率、低市场份额

较低的业务收入增长率说明该业务所在领域处于成熟状态，市场饱和，短时间内业务收入较难进一步提升；较低的区域相对市场占有率说明该业务并不是医院特色，该领域中的产品既不能产生大量现金，同时也不需要投入大量现金，因而应该选择放弃除基本医疗服务项目之外的技术业务。

第三节　综合分析

医院的发展会受到内外部因素的综合影响，因此单独对其内部因素或外部因素分析是不全面的。为求得医院生存和长期稳定的发展，不断地获得新的竞争优势，医院根据其外部环境的机遇与挑战，以及内部环境中优势与劣势的状况，对医院发展目标、达到目标的途径和手段进行总体谋划，以 SWOT 分析作为医院战略综合分析的工具最为常见。

一、SWOT 分析概述

SWOT 分析即态势分析法，因其具有适用范围广、兼顾内外环境等多种优势，使其在战略分析阶段被社会各界组织广泛采用。SWOT 分析中的 S（strengths）是优势、W（weaknesses）是劣势、O（opportunities）是机会、T（threats）是威胁。SWOT

分析将与研究对象密切相关的各种主要内部优势、劣势和外部的机会和威胁详细列举出来，依照矩阵形式将各种要素进行排列，之后把各种因素相互匹配进行全面分析。运用该方法可以对研究对象所处的情景进行全面、系统、准确的分析，根据分析结果制定相应的组织战略。

二、SWOT 分析在医院的应用

采用 SWOT 分析范式对公立医院的内部优势与劣势、外部机遇与威胁进行具体分析。

1. 主要优势

公立医院内部优势包括主导地位、主体力量、技术水平、外部声誉。具体而言，公立医院是我国医疗卫生服务提供的主体力量，因而具有广大的市场空间；公立医院规模相比市场内其他医疗机构一般较大、基础设施良好、具有较好的抵御市场风险的能力；公立医院技术力量较强，公立医院因其较大的市场份额能够吸引到优质的技术力量，专业技术水平较为规范；公立医院声誉较好，相比民营医院可能具有相对良好的社会声誉和公众形象，具有区域品牌效应。

2. 主要劣势

公立医院内部劣势包括管理体制问题、服务价格问题等。管理体制方面，对于基层医疗卫生机构而言，收支两条线导致激励机制存在缺陷、人才运用制度僵硬；对于三级公立医院而言，政府主导地位需要加强，存在经营管理原生态、专业管理人才缺乏等问题。服务价格方面，公立医院服务价格受到国家管制。

3. 主要机遇

公立医院外部机遇包括国家政策支持、疾病谱改变、人群健康素养提升、医院高质量发展大环境、交通便捷性等。在国家政策支持方面，国家对医院的政策倾斜程度逐渐提升，为医院发展带来良好的政策环境；在疾病谱方面，患者发病率上升，慢性疾病逐渐成为致死率最高疾病，人群就医需求攀升，医疗服务市场稳定增长；在人群健康素养方面，随着经济水平提升，人群对健康重视程度逐渐提高，健康需求随之增加；在医院高质量发展大环境方面，医院管理水平、临床及科研水平的激励环境普及；在交通方面，交通的便利促使外地患者流动性增强，病源地覆盖范围扩大。此外，主要机遇还包括国际医疗市场的开拓，及各级医院在医疗卫生服务体系中的职责明确。

4. 主要威胁

公立医院面临的外部威胁主要包括外部竞争者的增多。这部分竞争者包括具有一定实力的民营医院、外资医院和合资医院等；同时面临着医学人才和科研型人才的流失威胁。还有随着分级诊疗、基本药物制度等各种医改政策的改革，公立医院治理结构面临挑战。

在此之后，需要构造 SWOT 结构矩阵，使分析结果与战略制定具有衔接性，从而形成多种组合方式，即 SO 战略、WO 战略、ST 战略、WT 战略。其中，SO 战略即机会与优势的最佳组合。以最大限度的发展为主要目标，公立医院可以把握政策机遇寻找更大发展，例如肿瘤专科医院自身的肿瘤专科诊疗能力优势与国家对癌症防治工作的重视机遇相结合，是肿瘤专科医院最佳发展契机。WO 战略即机会与劣势的组合。这种组合指外部环境制约组织优势的发挥，导致组织即使有再大的优势也得不到充分发挥，这种情形下组织需要改变发展策略，利用外部机会，以促进内部资源劣势向优势转化，因此采用战略主要为利用机会、回避弱点。比如基层医院在优质人才资源吸引等方面存在天然劣势，即使国家通过分级诊疗等政策促使患者基层首诊，通过保障患者就诊率提高机构收入，但在短期内依然不能扭转人才不足的问题，因此基层医院应借助医联体模式中三级医院对其的大力帮扶，强化服务能力，增加对优质卫生人才的吸引。ST 战略即威胁与优势组合。该组合是指外界环境对组织产生降低优势程度或减少优势强度的结果，组织出现"优势不优"的脆弱局面，因此采取的战略为利用优势、降低威胁。如一线城市中医院数目众多，需要重点建设医院内重点专科，打造专科品牌，方能缓解区域内竞争激烈的威胁。WT 战略即威胁与劣势的组合。这种组合下组织就面临着重大问题，严重的话会直接威胁到组织被市场淘汰，因此以收缩、合并为主要战略，如医疗市场中淘汰患者受益小、医疗成本高的服务项目。

第四节   案例

河南省肿瘤医院引入 SWOT 分析法，从医疗、人才、科研、教学四个方面分别对院级、科级内外部环境进行全方位分析，从而形成发展战略，具体见表4–1 与4–2。

表 4-1 院级 SWOT 关键因素矩阵

项目	优势	劣势	机会	威胁
医疗	规模大,床位使用率等效率指标较好,内科、外科、放疗等专业发展较为均衡	床位周转率有待提高,平均住院日需要缩短;门诊量吸待提高,外省患者比例低,辐射力不够;优质病源流失多;优势学科较小,三基三严"执行不够好,急救能力受专科医院局限,"三基三严"训练欠缺	国家对医药卫生、科技、教育投入大幅增加,病例资源丰富	其他三甲综合医院相继建立肿瘤科,加剧了行业竞争;新医改中分级医疗实施促进患者合理流动;国际优质医疗资源进入国内市场
人才	人才队伍结构较为合理	领军人物和高层次人才不足,青年人才出国比例偏低,青年人才发展后劲不足	国家、各部委、医院一系列人才引进政策的出台	人才竞争加剧,区域劣势对高层次人才吸引力不够

续表4-1

项目	优势	劣势	机会	威胁
科研	食管癌防治研究有独特优势，具有省内重点实验室和国家临床药物实验机构平台	国家级项目及重大科研项目欠缺，国家级奖项空白；发表的SCI论文数量较少，影响因子不高，探索性的系列研究文章较少，科研基金的申请数量和成功率待提高；转化医学研究尚有差距；缺乏有影响力的科研成果	科教兴国的大背景下，科技投入加大；有郑州大学附属肿瘤医院高水平学科平台；国家对临床研究投入加大；更多的青年医师国外学习归来带来新的科研思路	其他兄弟医院发展迅速给医院带来压力和挑战，缺乏优秀科研人才；实验室建设不足
教学	具有国家"211"重点建设高校附属肿瘤专科医院优质的教学资源，具有德才兼备的师资队伍，具有比较规范的针对研究生教学培训对象而指定的教学大纲与培训方案	研究生导师特别是博士生导师数量较少，研究生生源单一且不足，本科生教育空缺	与国内一流肿瘤专科交流合作日益频繁，为联合培养研究生带来了机遇	综合医院对学生更有吸引力

表4-2 内科SWOT关键因素矩阵

项目	优势	劣势	机会	威胁
医疗	硬件建设基本完成，各科室结构基本定型；专业细化初具规模	床位周转率有待提高，平均住院日需要缩短；门诊量嗽待提高，外省患者比例低，在中原地区缺乏辐射力，距北上广交通便利，造成部分患者流失；高质量临床实验开展较少	病房楼改扩建后，住院条件已改善；科室逐步增加举办国内省内的学术会议次数，在国内外会议中发言，扩大科室影响力；形成4个亚专业，继续培育其他专业发展	国内省内行业之间竞争加剧；新医改强调基本医疗保障，而不是高水平专科化服务；缺乏特色专科和国内领先的病种治疗特色，不能吸引省外患者到院就医
人才	高级职称人员数量较多，占50%；拥有研究生学历比例较高，占81%	缺乏科研型和复合型人才；短期内科室扩张较快，临床工作量增加，开展科研精力不足；新进的青年医师临床知识缺乏，临床技能有待提高；外出学习进修意愿不足，缺乏国际视野	医院提供良好的国内外进修政策；逐步选拔出一部分高素质人才	华中地区和省内相关专业发展迅速，均重视人才培养和学科发展；医院吸引，培养人才相关政策不足，影响人才培养的力度和创新型人才引入

续表 4-2

项目	优势	劣势	机会	威胁
科研	已有国家级课题研究,如国家自然科学基金和青年基金,发表 SCI 论文;已培养部分科研人才;科研已初具规模	国家级项目偏少,无国家级青,百千万人才,科研与临床脱节,SCI 论文数目和质量不高,无国家实验室,无科室自主科研成果,缺乏自己特色的科研乏自己特色的科研体系和整体科研思路	医院加大对科研投入,更多的青年医师国外学习归来将带来新的科研思路,正在建设中的肿瘤研究所改善了科研条件	国内华中地区其他医院科室的高速发展带来压力和挑战;优质科研人才缺乏,后劲动力不足;实验室建设不足
教学	郑州大学提供教学平台,初步形成一定规模的师资力量,初步形成规范的教学计划及培训方案	研究生生源质量有待提高;研究生招生规模不足,学生忙于临床工作,缺乏实验室学习;专科医院的局限性造成学生基础知识不全面,缺乏急救知识;系统的研究生培训计划与国内名校相比还有差距	医院及科室加强研究生管理和培训;加强研究生实验室技术及科研思路培养;师资力量扩大,招收研究生人数增加;学术地位和影响力提高,生源质量会逐步改善	优质生源选择北上广地区,综合型医院对学生更具有吸引力

第五章　战略选择

在 B 教授的指导下，A 先生将医院的现状完完整整地分析了一遍。"怪不得我们发展缓慢呢，我们之前的发展道路简直是'迎难而上'，哪里不对走哪里呀!"A 先生恍然大悟，"您看，我已经认识到了我们医院面临的现况，那之后要往哪条路上走呢?"B 教授回答道："现在有几种院级战略类型、业务战略类型、职能战略类型，我可以向您介绍，您结合医院的现状可以选择适合医院的发展道路，这也就是战略选择。"

第一节　院级战略类型

我国的医疗卫生服务体系赋予处于各层级公立医院不同的功能定位，公立医院战略选择需要结合其本身的功能定位与外部竞争市场进行全方位分析。依据发展侧重点的不同，可将院级战略类型分为技术领先战略、服务领先战略、研究领先战略。

一、技术领先战略

在过去相当长的一段时间内，医疗技术是公立医院具备市场竞争力的最佳战略选择。对于医院而言，先进的诊疗技术、高超的诊疗水平，永远是医院的消费群体——患者的消费追求。正因如此，随着人民生活水平的提高、健康素养的提升、交通条件的改善等，患者跨区域就医行为数量的攀升也逐渐成为现阶段医疗卫生服务体系中亟待缓解的问题，而这也从侧面反映了患者对高技术医疗机构的追求。因此，选择发展技术领先战略是大多数公立医院适用的战略选择，它可以帮助医院在某项技术上实现突破。通过发展新技术、新项目，医院可以申请在该项技术上的专利，从而获取别家医院无法复制的增长途径；同时，新技术、新项目可以吸引到更多消费群体，从而带动医院整体的良性发展。

公立医院采取技术领先战略，要从以下四个方面入手：第一，公立医院要在某个专科上匹配各方资源，支持保障专科在新技术、新项目上的突破与创新；第二，被成功应用的新技术、新项目应该实现快速转化，向市场进行推广应用；第三，医院应该通过申请项目专利、课题等标志性成果产出保护自身的知识产权，保障研发组织在新项目、新技术方面的获利，同时防止他人的成果盗用，以保持自身在本领域的竞争优势；第四，在将新技术、新项目推向市场的同时，要不断对新技术、新项目进行更迭监管，保障技术的创新性、有效性、前沿性。

在实践模式中，"大综合、小专科"与"小综合、大专科"两种发展模式均是技术领先战略的重要体现。在医疗行业市场竞争异常激烈的首都北京，以技术领先为医院发展战略是助力医院获得可持续发展的关键。北京大学第三医院（以下简称"北医三院"）是"大综合、小专科"的典型案例。医院在经过一系列战略分析之后，认为作为综合医院，北医三院收治疑难患者病种全面，可为当时在国内技术并不先进的生殖中心建设提供良好的发展平台，因此确立了大力发展生殖医学专业的战略道路。通过梳理，北医三院将不孕症患者较为常见的多囊卵巢综合征、卵巢早衰、子宫内膜异位症、复发流产等以专家兴趣导向为龙头，作为疑难疾病研究的枢纽，开展常见临床问题的科学研究，丰富不孕症诊治手段，将视为"替代品"的腔镜手术引入保护生殖储备的理念拓展为生殖医学微创学科，利用新技术研发丰富胚胎种植前遗传学诊断等优势领域的研究，多项技术达到国内领先水平。与此同时，北京积水潭医院是"小综合、大专科"的典型发展模式。作为综合医院，其骨科专科实力在近几十年中一直处于全国领先位置。回顾北京积水潭医院的发展路径，虽然作为综合医院，但是医院一直以骨科为发展核心，倡导医疗理念领先、手术定位精确，率先在上颈椎中的第一节和第二节颈椎的骨折脱位部位开展导航手术，将风险极高的手术领域变得安全精准可靠，填补了国内空白，使积水潭医院外科始终保持国际领先水平。

二、服务领先战略

随着"以患者为中心"服务理念的兴起，医院追求服务领先战略可能帮助部分公立医院在日益激烈的市场环境中脱颖而出。尤其对于现阶段医疗行业而言，临床路径（标准化治疗程序）的实施正在促使技术差异性逐渐缩小，服务作为医院价值创造的核心内容，并成为部分医院在医疗行业中的核心竞争力的趋势日益明显。采取服务领先战略的公立医院的背景特征包括以下几种：①在竞争行业中技术水平无法成为其核心品牌优势的公立医院，如处于优质医疗资源高度集中地带的二级医院，或者是相对落后地区的中小医院；②技术要求相对较低、人群对心理疏导要求更高的专科行业，这类医院的服务群体具有较强的服务度感知性，如儿童医院、康复机构、精神专科医院等；③开展高端医疗业务的公立医院，追求高端医疗的消费群体往往具有更强的服务感受需求，因此公立医院需要为这类消费群体采取高水平的服务，以保证其服务质量。

采取服务领先战略的医院需要具备以下几点要素：第一，从医院文化出发，将服务领先理论融合在医院文化中，在医院愿景、使命、价值观中渗透服务优化战略的核心内容，发挥医院文化的无形力量；第二，将高标准、全方位的服务意识灌输给所有医务人员，在保证医疗质量的前提下，充分发挥医务人员的主观能动性，除了考核医疗业务能力外，将服务态度、服务意识作为医务人员的考核标准，提高医务人员服务意识，转变医务人员的服务行为；第三，在医院诊疗环境的设计中，融入人本思想，通过人性化的诊疗设施、绿色阳光的诊疗环境，充分打造医院优质服务品牌，以此形成医院服务品牌效应。

以百斯特医疗集团为例，该医疗集团的总裁认为："百斯特根本不可能靠着在技术、设施和项目上多投资来跟行业巨头竞争。"在先后排除了将规模、项目、资金、设施、设备和地点作为潜在的竞争优势后，该集团决定将提供超级服务列为集团的发展战略，提出："我们要建立一种服务，这种服务是消费群体在当地乃至全国都没有体验过的，并且这种服务是别人非常难以复制和竞争的，让这种服务成为我们的核心竞争力。"基于此理念，百斯特医疗集团制定了"ACT 服务补救三部曲"。首先，如果在医疗服务行为中产生过失，需要及时对患者进行道歉（apologize）；其次，迅速纠正错误（correct），并尽可能做一些特殊努力，用一个美好的体验取代其负面体验（授权员工有 20美元以下的礼券支配权）；最后，跟踪回访（trace），以便从错误中持续改善服务流程、服务环节与服务体验。

三、研究领先战略

公立医院的研究领先战略，即建设成为研究型医院。"研究型医院"的提法是 2003 年由上海瑞金医院姜昌斌等教授提出的，随后，解放军总医院、中山大学附属第一医院等一批代表我国临床医学最高水平的"国家队"医疗机构相继向临床研究型医院转型。关于研究型医院的内涵，秦银河教授认为这是在完成临床医疗工作的基础上，通过培养优秀人才、开展创新性科学研究，从而制定或修订临床医学标准和规范，以达到引领该行业发展为目标的大型综合医院。因此，该定义将研究型医院的核心解读了出来：首先，强调了医疗与科研的关系是一种相辅相成的促进关系，而绝不是只完成其中某一项工作；其次，该定义明确了实施研究领先型战略的医院主体，往往是在某领域内已经具有一定实力，以追求行业内标杆为目标的顶尖医疗机构；最后，该定义提出建设研究型医院的路径，即包括优秀人才的培养、开展创新性科学研究等。因此，有不少人将研究型医院描述为中国现在最好的医院，是中国的标杆医院、示范医院，它是一个时代的符号，代表中国医疗卫生行业领域的"天花板"。医院轻视科研，必然难以占据学科高峰。医疗界通常把学科建设视为医院可持续发展的支柱，并以此衡量医院的强弱。近年来一个普遍的共识是没有科研支撑，哪怕医疗做得再好，也很难在业内形成影响。对于具有较丰厚技术储备与人才储备的三级公立医院来说，尤其是省部级医院和高校附属医院，实施临床研究型医院转型战略，可以通过科研手段提高医疗质量，转变行业规范，构建优质医学人才梯队。因此转型临床研究型医院，就成了这部分希望成为全国医疗行业"领头羊"医院的不二战略选择。

华西医院在20世纪90年代初期处于"学科建设缺奇峰秀水"的困境，医院管理层在"痛定思痛"之后，决定大力推动科研工作发展工作。具体步骤包括：第一，引高端人才。华西医院院长通过高额报酬、安排家属工作、打情感牌等多种举措，引进海外高端人才，直接任命其担任科研工作分管副院长。第二，申课题，抓文章。科研分管副院长通过分析发现目前医院科研文章差的逻辑链在于没有高质量的科研课题，必然导致申请不到高额的科研经费作为支持，没有经费支持的项目自然无法产出较高的科研成果，而这何谈写出好文章。因此动员全院申请课题，分管副院长亲自进行科研课题把关，将课题分为上、中、下三等，上等课题争取各项科研经费，中等课题作为储备并把申请者纳入医院重点培养对象，下等课题进行淘汰，从而提高医院科研项目与文章数量。第三，建实验室，扩充人才队伍。课题的完成必然依靠完备的实验室，华西医院在十年间先后成立了国家新药安全性评价中心、科研大楼、24 个中心开放实验室。同时吸纳科研人员，确保这支队伍占全院职工总数的5%。至此，华西医院的科研工作走上了良性轨道，时至今日其科研实力在国内早已处于第一梯队。

第二节　业务战略类型

医院业务是医院层面采取的对临床疾病的多种管理模式。以疾病特征为出发点，一种是针对各类疾病的专科细化，有助于更精准地进行专科疾病治疗；另一种是临床专病诊疗模式的整合，有助于更全面地对全身性、复杂性疾病进行诊疗。这两种专科诊疗业务均以疾病特征为出发点，可将其称为专科的横向业务战略；与此同时，以全生命周期管理理论为指导的疾病从早期筛查到疾病康复的诊疗模式，是以纵向视角对人群进行全生命周期的管理，因此可将其称为纵向业务战略。

一、横向业务战略——专科的分化与整合

1. 临床专病诊疗模式的精细化

随着疾病谱的发展，人类疾病种类愈发复杂多样，这对医疗技术的细化提出了更高要求。因此在当今形势下，公立医院需要通过专业细化，实现专病专治的诊疗模式，从而帮助患者取得更好的诊疗效果。然而这种疾病细化的发展模式在我国综合医院的发展中却存在"多而不专"的问题，医院有限的医疗资源无法顾及所有专科专病，因此在一定程度上反而束缚了专科技术的发展，专科发展得不到充足的资源支撑，这导致的直接结果是专科发展难有作为。因此，专科的精细化诊疗模式成了医院布局业务发展的一种战略选择。

专科的精细化指的是在针对某种专病诊疗的时候，提供精准的、高效能的诊疗与管理。这就要求医院具备对该种专病顶尖的诊疗技术与能力。但是，医院有限的资源不可能顾及所有专科的发展，因此往往会选择支持某几种优势专科的发展。该类优势专科的定位一般是具有明显优势与核心竞争力，可以将其打造为医院品牌的专科。通过为优势专科匹配人力、物力、财力、管理等必要资源，支持优势专科在医疗技术、科研能力、教学水平、人才梯队等各方面的建设，从计划性管理转向质量管理，全方位打造顶尖专科品牌，推行专病专治，从而实现临

床专病诊疗的精细化。

2.临床专病诊疗模式的整合

随着现代整合医学理念的崛起，专科的细化在某种程度上并不有利于疾病的诊治以及人群的健康，因而从临床专科到学科群的发展路径逐渐成为现代医学发展的主流模式。当一个专科形成自身特色，在某个专病上会突破其原来的服务区域，从而带动整个专科的良性发展，即实现从"专科"到"专病"。在某个专病的基础上，根据专科的发展，纳入人才培养、平台提供、教育科研等措施，促进本专科若干个子专科和专病的成长，从而形成优势学科。很多专科的发展，会带动相关学科的发展，从而形成学科群的联动，这种联动也反过来促进本学科更为扎实的创新发展，即形成"学科群"。因此，出于为患者提供更高治疗成效的目标，形成整合型的临床专病诊疗模式，是医院业务层面的重要战略。该战略是指以重点学科为基础，以多学科整合项目为载体，以项目管理为保障，以疾病诊治为枢纽，以新技术新项目的开发、应用和重大科技专项研究为主线，通过发挥重点学科对其他学科的辐射带动作用，达到以强带弱和交叉互补的效果，促进资源整合，最终实现优势学科群的形成。

具体而言，临床专病诊疗模式战略的聚焦点是多学科整合项目，该项目既包括疾病诊治技术，又包括科学研究，如首诊

MDT、ERAS、临床试验项目等。在重点学科的牵头下，一般学科与薄弱学科共同参与多学科整合项目，从而带动一般学科、薄弱学科在医疗、教学、科研等方面的全方位进步。同时提升重点学科的竞争力与综合实力，达到多方共赢的成效。与此同时，多学科整合项目的管理工作是相关学科高效融合、有效协同的重要保障，具体包括制定项目目标、设立组织架构、出台实施方案、梳理项目流程、制定管理办法等。

二、纵向业务战略——全生命周期管理

在 2018 年全国卫生与健康大会上，习近平总书记强调要把人民健康放在优先发展的战略地位，努力全方位全周期保障人民健康。这是我国第一次把全生命周期健康提升到国家战略高度。对于公立医院而言，全生命周期管理是医院顺应国家政策环境、符合疾病谱发展的重要业务战略，该战略模式以疾病管理的全局性、整体性和连续性为特征，针对疾病从预防到康复的每一阶段规律特征，提供全流程的医学管理，一般包括疾病的早期筛查、疾病诊断、疾病治疗、后期康复几个阶段。其中，早期筛查通常由基层医疗机构承担，如国家基本公共卫生服务项目中的高血压筛查、糖尿病筛查，以及国家重大公共卫生服务项目中的"两癌"筛查等。三级公立医院一般以指导、督办、监管的形式承担各类工作职责。在疾病诊断阶段，早期筛查发

现的可疑度较高的患者会被要求到上级医疗机构进行疾病的诊断，而这一过程也体现了三级医院与基层医疗卫生服务机构建立合作模式的必要性。通过稳定的合作模式可以保障患者的来源渠道，在三级医院进行疾病诊断的确诊患者将继续进行下一阶段的治疗，并在治疗之后回归基层医疗卫生服务机构接受康复训练，从而完成患者全生命周期的管理。这种模式即国家倡导的"早发现、早诊断、早治疗"。

对于公立医院而言，该战略模式的经济效益在于可稳定获取患者市场，社会效益即提高患者的健康受益。然而，全生命周期管理模式不能单独依靠一家公立医院完成，而是依托于与基层医疗机构合作建立的医联体，通过医联体模式实现患者的全生命周期健康管理。对于公立医院而言，在全生命周期管理模式中应对基层医疗卫生机构提供有效的指导、培训、监管，牵头梳理全流程的诊疗模式，保障疾病诊断与治疗阶段的规范性与有效性，同时关注患者的后期康复指导等。

第三节　职能战略类型

职能战略，又称职能层战略，是医院内各职能部门开展需要进行的战略管理，如人力资源、医务、科研教学、财务、信息、后勤等，可推动院级战略与业务战略落地，匹配调动多项资源促进各层级战略目标的实现。根据我国公立医院主要职能部门的设置与未来发展趋势，医院职能战略类型的选择主要包括人力资源部门的人力资源管理、医务部门的医疗管理、财务部门的规划运营管理、信息部门的卫生信息管理、市场部门的对外合作工作等阐述战略的主要内容。

一、人力资源管理战略

人力资源管理战略是依据医学人才的全生命周期管理，从医学人才选拔、录用、入职、培养、退休等对青、中、老三代人才的管理，包括人力资源开发、人才结构优化、人力资源使用等。通过实施一系列的人力资源管理战略，为公立医院提供高质量的人力资源支持。

1. 人力资源开发

人力资源开发战略，就是指有效地发掘医院内部、高校以及社会中具有学术影响力的卫生人力资源，积极地提高卫生人力资源的智慧和能力所进行的长远性的谋划和方略。目前人力资源开发战略方案一般包括引进人才、招聘人才、培养人才三种。

（1）引进人才战略

该战略的实施主体一般为高层次人才。对于医疗机构而言，高层次人才分为三类。第一类为国家顶尖人才，包括诺贝尔奖获得者、国家最高科学技术奖获得者、中国科学院院士、中国工程院院士、国家"万人计划"杰出人才人选等；第二类人才包括国家"千人计划"人选、教育部"长江学者奖励计划"特聘教授、科技部"创新人才推进计划"人选，国家科学技术进步奖、国家自然科学基金奖项、省科学技术杰出贡献奖获得者，以及其他省海外高层次人才引进计划人选、省高层次人才特殊支持计划人选；第三类人才包括国家"千人计划"青年项目人选、国家"万人计划"青年拔尖人才、"长江学者奖励计划"青年学者、国家优秀青年科学基金获得者、享受国务院政府特殊津贴专家等。对于高层次人才的引进而言，除了享受省级层面的政策支持外，还需要医院配套的激励机制。

（2）招聘人才战略

该战略的实施主体一般指高校毕业生。人才招聘包括借助专业医学招聘平台招聘以及开展现场招聘。招聘时间一般在每年的春季及秋季，针对博士等高学历人才可实施常年招聘制度。通过参加知名院校校招，可直接与各知名高校博导对接，做到早联系早接触优秀毕业生；对于稀缺专业、优秀博士进行一对一跟进。在进入医院之后，要持续跟进、评估招聘效果，评估招聘工作的质量与效率。持续跟进与管理新聘人员，并与所在科室负责人及时沟通。对于人岗不能匹配的博士，结合个人意愿和学科需求，及时进行岗位调剂，既确保博士专业对口又确保人才不流失。定期对招聘工作进行复盘，通过数据分析和反馈，提高招聘工作的效果和效率。

（3）培养人才战略

包括自主培养与定向培养两种。在自主培养方面，医院的自主培养包括开展岗前培训、举办学术论坛、职业化培训讲座、规范化培训等一系列培养课程，实现院内的自主培养。定向培养一般包括由医院出资支持在岗职工的硕博士学历学位教育，这类培养模式包括在岗与脱岗两类。职工通过在高校学习获得学历后，便可继续回院工作。

2. 人才结构优化

可供选择的医院人才结构优化战略方案有以下三种。

（1）人才层次结构优化战略

医院人才队伍的层次结构包括学历结构与职称结构，因此人才层次结构优化战略一般从学历优化与职称优化两方面入手，主要包括"外引""内育"两种手段，与人力资源开发战略紧密相关。

（2）人才学科结构优化战略

医务人员的学科结构往往以国家出台的相关政策为导向，目前国家监测的卫生人才学科结构指标包括麻醉医师占比、儿科医师占比、重症医师占比、病理医师占比、中医医师占比以及医护比等，这与我国部分专科医务人员紧缺现状相关。与此同时，为了保证不同医院重点学科的人力资源匹配度，重点学科的人才结构需要有侧重地进行优化。

（3）人才年龄结构优化战略

与人才层次结构相匹配的是，人才队伍的年龄结构同样也需要合理化。人才队伍的年龄结构一般包括老、中、青三代专家，老龄化严重的人才队伍不利于学科创新，老专家较少的人才队伍往往缺乏学科影响力；中年专家较多的人才队伍具有较强的发展潜力，但也可能存在人才挤兑导致流失的现象，而中年专家较少却不能发挥中流砥柱作用；青年人才队伍较少不利于医院整体的人力资源储备，后续发展容易出现断层现象。因此，医院人才年龄结构需要及时更新、调整，以期达到最符合医院战略目标实现的人力匹配。

3. 人力资源使用

医院在人力资源使用方面的战略包括岗位流程再设计、报酬激励、精细化管理三种。

（1）岗位流程再设计战略

医院传统的岗位设计一般包括医疗、护理、医技、医药、行政、后勤。但是随着医院战略管理模式的引入，高层次医学人才对医院战略目标的实现发挥着决定性作用。因此，医院应该针对高层次人才的岗位流程进行再设计，以发挥这类医学人才对医院的最大效用价值。

首先，根据医院总体战略定位，选择技术领先型战略的医院应将高层次人才团队投入新技术、新项目的开展、推广方面，选择临床研究型战略的医院应组建专职的临床研究团队，对高层次人才的岗位设计应符合医院的战略定位。与此同时，这类岗位设计应符合专职人员的职业发展意愿，使高层次人才既能迎合医院的转型发展，又能打造自身的职业生涯道路。其次，医院应通过划分不同层次的人才，匹配不同性质的工作岗位，譬如将一些普通性工作交给常规业务型工作人员，为每位医学人才量身定制适合自身发展的岗位，提高医院人力成本投入带来的产出效益。总体而言，医院岗位流程的再设计是医院管理人才战略中坚持分类管理的高效管理战略。

（2）报酬激励战略

在社会交换理论中，赋予医务人员劳动付出等价值的报酬，是保证医务人员持续提供自身劳动价值的关键因素，这将通过医院合理科学的报酬激励战略得以实现。根据报酬的内涵界定，劳动报酬包括实体化的物质性回报与非实体化的隐性回报。前者是指要合理核定医务人员的劳动付出，给予劳动付出等价值的绩效工资；后者是指根据医务人员付出劳动的质量，以表彰、晋升等形式激励医务人员继续提高劳动付出质量，同时激励其他医务人员提高、改善劳动行为。

报酬激励战略是各行各业普遍采用的管理模式，其核心在于如何合理核定工作量，平衡医务人员劳动付出与报酬收益之间的关系，这是成功运用该战略的关键所在。

（3）精细化管理战略

精细化管理在人力资源使用中的价值在于根据医务人员不同时期的成长阶段，为之匹配合适的管理对策。在青年时期，一般以实施学历提升计划、科研或技术提升计划为主，医院出台攻读硕博学历的管理办法，从保留职位、保留待遇、报销学费等方面保障青年人才实现学历的提升；在技术或科研提升方面，根据青年人才不同的职业发展定位，医院应启动相应的项目保障，保障青年人才在技术探索、科学研究方面取得突破；同时，医院对青年人才的培养可采用到国内知名医疗机构对标学习、跟班进修的方式进行。在中年时期，医院应以培养中年骨干工作为核心，选拔医学科技拔尖人才，对学科后备带头人进行专业培养，辅以激励、考核等措施帮助其成长为学科带头人才。在老年时期，医院可采用名誉返聘制度，发挥资深学科带头人的技术才能、管理经验，做好年轻学科带头人的"传、帮、带"工作。

二、医疗管理战略

医疗管理是公立医院的核心职能与主要业务。公立医院的医疗管理工作主要包括医疗质量控制与医疗模式创新两个方面。

1. 医疗质量控制

医疗质量是医疗机构的立足之本，这不仅关系到患者的生命和健康，还时刻影响医院的信誉和综合效益，是医院技术水平、工作效率和综合实力的集中体现，是评价医院整体水平的核心指标。医疗质量控制包括建设管理体系、完成管理内容、实施管理保障三个维度，从而助力医院战略目标的实现。

（1）建设管理体系

为了更好地对医院医疗质量进行监管，医院应成立医疗质量管理办公室，其职能主要为改善服务流程、服务环节，关注患者感受，充分发挥院级、科级双层医疗质量管理组织作用。各临床医技科室应设立医疗服务管理员，参与科室质控，按照及时发现、及时处理的原则，进行各科室内的医疗治疗控制，从而构建医院、职能部门、临床医技科室三级质控体系。

（2）完成管理内容

医疗质量管理手段包括建立监控评价体系、单病种质量控制、推行临床路径等内容。建立监控评价体系包括内部与外部两种，其中内部评价是医院主管职能部门，如医务部、感染办、门诊办等对院内诊疗行为的监管评价，涵盖门诊管理、住院管理、临床操作管理等；外部评价包括患者对医院的满意度评价和行政主管部门对医院的督导检查，通过双重手段保障对医疗质量进行监管。

2020 年，国家卫生健康委员会办公厅发布《关于进一步加强单病种质量管理与控制工作的通知》（国卫办医函〔2020〕624 号），提出单病种质量管理与控制工作是医疗质量管理制度的重要组成部分。该工作是以病种为管理单元，通过构建基于病种诊疗全过程的质量控制指标和评价体系进行医疗质量管理，以规范临床诊疗行为、持续改进医疗质量和医疗安全的管理方法。单病种质量控制通过明确单病种质控范围、制定单病种诊疗规范、加强单病种诊疗过程管理等环节，实现对各项单病种的质量管理与控制，规范诊疗行为，保障患者健康效益。而临床路径就是单病种诊疗规范的重要抓手，它根据某种疾病诊断或手术方式制定一种标准化的治疗、护理模式，让患者从入院到出院都按照此模式接受治疗、护理，以节约医疗资源、规范诊疗行为，实现单病种的质量控制。

（3）实施管理保障

管理保障包括医疗服务质控信息化、建立考核监管机制等保障措施。医疗质控信息化是现阶段公立医院医疗质量管理的有效手段。依托数字化医院建设，信息化保障包括数据采集、数据分析与质控管理三个环节。考核机制主要指建立医疗质量控制指标体系，将指标考核情况与各临床医技科室绩效工资、评优评先等挂钩。

2. 医疗模式创新

医疗模式创新包括新技术、新项目的开展和医疗模式优化两方面。

（1）新技术、新项目的开展

医疗技术水平作为医院赖以生存的基础，是医院的核心竞争力。新技术、新项目的开展是指能代表专科或多科联合技术发展方向、具有良好的发展前景，目前在医院尚未常规独立开展或尚未开展的技术项目，并符合相关法律法规所规定的准入条件。具体范围包括：国家级、省级临床重点专科标准中必须开展的临床技术项目，能反映先进医疗技术水平和发展方向的新技术项目，多学科联合诊疗技术项目，医院所认定的其他技术项目。

对列入新技术、新项目的医疗技术项目实行项目管理，根据项目的不同类别及难易程度分为一般项目、重点项目和特殊项目三种类型。具体管理包括完善新技术、新项目规范管理全流程，构建涵盖分级、申报、准入、评估、监管的长效运行机制；探索开展新技术、新项目的配套资源安排，设置专项资金与设备，匹配管理团队，以开展高质量的新技术、新项目助力推动医院诊疗水平的快速提升。

（2）医疗模式优化

原国家卫生计生委办公厅出台《2016年深入落实进一步改

善医疗服务行动计划重点工作方案》（国卫办医函〔2016〕362号），文件明确提出公立医院优化医疗服务模式包括推行预约诊疗模式、远程医疗模式、多学科诊疗服务、日间诊疗服务、急诊急救服务，以及优质护理服务和合理用药服务等。

第一，预约诊疗模式。该模式是指三级医院要通过提供多种预约诊疗方式，实现分时段以及实名制预约，提高医疗服务效率，减少患者诊疗等候时间，从而改善患者就医体验。该模式属于"互联网+医疗卫生"的推行环节，通过网络小程序、App等现代预约方式以及电话、窗口等传统预约方式，可以迎合不同年龄段的患者需求。第二，远程医疗模式。该模式在远程信息网络的建立下发展起来，通过线上问诊、线上会诊、线上指导等模式帮助医疗技术水平相对落后的地区提高诊疗能力，让患者不用跨区域就可享受到优质医疗服务。该模式在2020年新冠肺炎疫情出现后得到了显著的发展，并将逐渐成为新时期优质医疗资源下沉的重要抓手。第三，多学科诊疗模式。该模式通过组建多学科专家团队进行病例讨论，为患者量身定制科学、合理、有效的诊疗方案，尤其适用于患有全身性、多器官性等特征的疾病，如在肿瘤治疗领域，该模式具有良好的经济效益与健康效益。第四，日间诊疗模式。该模式通过对单病种进行评估，将原本需要住院的适宜诊疗技术放于日间开展，在保证诊疗效果的前提下，既缓解了医疗机构床位紧张的现象，同时又因减少了平均住院日而降低患者的诊疗费用，因而成为医疗服务模式优化的重要内容之一。

三、财务管理战略

财务管理战略主要指财务规划管理和财务运营管理。

1. 财务规划管理

公立医院财务规划管理的主要目标是以财务预算管理为抓手，帮助医院实现精细化管理，从而助力医院实现战略管理目标。目前公立医院实施的财务规划手段以全面预算管理居多，这是医院实施科学转型和精细管理的重要抓手，也是财务部门的重要战略职能之一。2015年财政部等三部委联合印发《关于加强公立医院财务和预算管理的指导意见》（财社〔2015〕263号），明确提出推行全面预算管理，规范公立医院收支运行，强化预算约束，提高公共资源利用效益。这一文件的出台为公立医院财务部门的规划工作指明了方向。

（1）规划主体

公立医院财务管理部门根据区域的卫生发展规划等顶层设计，结合医院自身的收支情况，出台统一的预算编制模板，要求各部门根据其职能规划进行预算编制，医院财务部进行统一审核管理。医院的财务规划项目应按照医院总体的战略规划进行调整及资源倾斜，同时兼顾医院整体运营效率。

（2）规划内容

公立医院全面预算管理包括预算编制、审批、执行、决算、分析和考核等环节。该部分的财务规划工作是狭义层面的预算工作，即预算的编制与审批。根据业务管理流程与归属划分为不同的财务预算管理部门（如人事、医务、科研、教学、信息等），按照"预算归口管理、限额下达控制、三级目标统一"的原则，由医院一级总预算、二级归口职能部门预算和三级业务部门组成三级财务预算管理体系。以财务收支预算为主线，把全院所有科室都纳入全面预算管理。在战略管理中，预算作为战略管理资源匹配的重要环节，是支撑公立医院各层级战略职能的重要资源配置。公立医院财务规划管理应通过明确战略目标、确定衡量指标、设计行动方案，从而科学编制预算，使每一笔预算都"有理由""有依据""有必要"，避免出现预算编制与执行"两张皮"的情况。在预算编制的具体内容中，按照资金类别可分为固定类、变动类、酌量类与混合类。其中，固定类包括工资性支出、社会保障缴纳、住房公积金、文明奖、水电费等；变动类包括绩效工资、材料费用等；酌量类与混合类包括医院的公务接待、公务用车、因公出国（境）的"三公"费用和广告宣传、培训、办公等费用。公立医院应按照上述类别，细分每种支出，科学精准编制预算。

（3）规划保障

公立医院实施总会计师制度，通过设置总会计师岗位、参与医院重大事项决策等提高医院预算管理的关键作用，保障医院财务规划工作的科学性与有效性。

2. 财务运营管理

2020 年，国家卫健委和国家中医药局印发《关于加强公立医院运营管理的指导意见》（国卫财务发〔2020〕27 号），文件中指出，公立医院运营管理是以全面预算管理和业务流程管理为核心，以全成本管理和绩效管理为工具，对医院内部运营各环节的设计、计划、组织、实施、控制和评价等管理活动的总称，是对医院人、财、物、技术等核心资源进行科学配置、精细管理和有效使用的一系列管理手段和方法。财务运营是关于公立医院财务活动的一系列管理活动，包括明确管理范畴、加强成本控制、健全保障制度等方面。

（1）明确管理范畴

医院财务运营的管理范畴包括医院顶层决策层、业务管理层以及基础数据层。首先，在基础数据层方面，通过收集固定数据为职能部门进行业务管理提供数据支撑，包括医疗业务数据、科研项目数据、行政业务数据等。其次，在业务管理层方面，职能部门根据对基础数据进行统计与分析制定管理方案，如通过核算单病种的平均住院日对相关临床科室进行管理。最后，医院的顶层决策是通过基础数据在业务管理层的加工、清洗、整理后，形成规律性总结报告，为顶层部门提供运营决策依据，从而助力实现医院战略管理的目标。

（2）加强成本控制

公立医院成本控制包括成本管理、支出管理与结余管理。在成本管理方面，加强从各科室到医院整体的全面预算管理，临床医技科室按照项目、病种核算所需成本，职能科室按照行政工作核算成本费用，医院财务部门需要进行统一审核管理。在支出管理方面，可大致分为人员支出核算与物件资源支出核算。人员支出核算以合理核定人员工作量，制定科学的绩效考核办法进行人员支出分配；物件资源支出严格按照各科室的预算进行支出控制。在结余管理方面，规范专用基金提取，专用基金滚存较多的公立医院可适当降低提取比例或暂停提取，确保收支结余保持在合理水平。

（3）健全保障制度

财务运营管理的保障制度包括财务报告制度、财务信息公开制度、监督与考核制度等。财务报告制度要求公立医院按照预算管理的层级进行财务工作的逐级报告，同时定时报送财务报表，各级行政主管部门可对财务报表情况进行监管。财务信息公开制度要求公立医院将规定内的财务管理工作向全社会公开，接受社会监督，保证内容的真实公正。监督与考核制度指医院财务部门加强对医院各业务单位财务使用匹配情况、合理情况等的监管，建立评价结果与相关责任人考核评价挂钩机制。

四、信息管理战略

随着大数据时代的到来，公立医院信息管理部门的职责战略一方面需要在院内医疗信息的建设方面提高运营效率、管理效益等，另一方面需要通过区域信息系统的搭建与信息平台的共享促进医院区域影响力的提升。

1. 院内医疗信息建设

（1）建设内容

院内医疗信息建设包括患者服务辅助、临床工作辅助、科研工作辅助，以及管理系统智能化四个方面。在患者服务辅助方面，医院通过搭建医联网和健康网等门户网站，落实提前预约制度和检验报告的网络查询；患者在医院就诊过程中，通过医院 App、小程序等功能实现一次挂号全程通、电子支付等，无须通过人工窗口即可全部实现。在临床工作辅助方面，一方面患者信息可以通过医保卡或健康卡进行读取，方便医务人员获取患者相关信息，辅助临床诊断、用药配伍等工作；另一方面，信息技术在临床工作上可帮助医务人员及时跟踪发现患者健康的变化情况，从而及时做出相应医学处置。在科研工作辅助方面，临床应用信息技术的融合是助力学科建设的重要手段，即理工医的结合。在管理系统职能化方面，目前医院采用的信息系统为医院运营管理、绩效管理、质量控制等各方面提供数据支撑。除了传统的 HIS 系统（医院信息系统）、LIS 系统（实验室信息管理系统）、PACS 系统（医学影像存档与通信系统）等获取及原基础信息的软件外，现阶段还存在以 HRP（医院综合运营管理系统）为代表的医院全流程管理信息系统。

（2）运行模式

目前医院信息管理部门对院内医疗信息的运行模式包括服务外包与自主研发两部分。首先，由于医院信息管理部门愈发重要的职责重担，提示该职能部门的运行模式不应再处理打印机、电脑维持等低技术含量的工作，因此可选择通过服务外包的模式，将低技术含量的工作向外转移。其次，在自主研发方面，医院信息管理部门应发挥对医院信息系统的宏观规划职能，结合医院精细化管理流程与战略目标的方向，强调信息系统与业务需求的有效融合，具备自主设计医院业务流程重组的思维、方法与实践能力，对数字化医院建设提供指导。

（3）保障机制

第一，院领导重视医院信息化建设，给予政策倾斜，并匹配相应的各项资源；第二，建立定期学习与培养的制度规范，注重信息中心专业人员的引进与培养，提高信息管理部门与医院战略目标的有效衔接，作为医院战略目标实现的重要抓手。

2.区域医疗信息建设

区域医疗信息化是指以网络信息系统为载体，通过互联互通的技术手段以标准化的形式纳入医疗相关基础数据，包括医疗卫生服务提供者、管理者、需求方等，以数字化的形式帮助使用者进行临床决策、质量控制、模式监管等。对于公立医院而言，在区域医疗信息建设战略中主要包括远程网络平台的应用与平台的互联互通。

（1）建设内容

在分级诊疗政策背景下，区域医疗信息系统的搭建与共享是公立医院获取外部信息、共享内部资源的重要载体。对于公立医院而言，区域医疗信息建设的内容主要体现在两个方面。一个是通过与外部信息平台对接，获取患者的个人健康档案，实现人、财、物的线上统一管理。该部分的责任主体以当地政府居多。但对于区域的龙头医院，政府会选择委托龙头医院去搭建互联互通的区域内信息平台。以城市医疗集团为例，搭建医疗集团信息平台，可以有效打通信息孤岛，将有效实现医疗集团内相关信息的互联互通，涵盖患者健康数据、人财物管理数据等，通过统一端口纳入信息的集成，实现区域内数据的共享，从而有助于管理者对集团运行状况实行全过程控制与反馈；同时可以实时抓取患者健康信息，避免医疗资源浪费，降低患者疾病成本负担，实现"医防融合"。另一方面是通过远程信息系统，实现区域内的远程会诊、远程指导等合作战略。该模式的实现主要依托区域内专业技术水平最强的三级医院建立，如中日友好医院、解放军总医院、中南大学湘雅医院等。该模式能够积极推动优质医疗资源下沉，为患者提供更加高质量的医疗服务，推动医疗服务模式的创新，对于公立医院自身而言可以更好地提升自身影响力。

（2）运行模式

区域医疗信息平台的搭建通过医疗联合体等合作项目实现。根据国家卫健委、中医药管理局发布的《关于印发医疗联合体管理办法（试行）的通知》（国卫医发〔2020〕13号），区域医疗信息系统的搭建与共享是城市医联体与县域医共体模式的重要运行载体，远程信息系统通过远程医疗协作网的搭建得以实现。

（3）保障机制

区域医疗信息建设战略需要区域政府的大力支持与统筹规划，公立医院内部以保障信息系统的有效运行为主要保障机制，包括信息数据的安全机制、专业人才队伍的培养机制、各层级机构领导的资源匹配与沟通协调机制等。

五、对外合作战略

对外合作战略是医院的市场发展部根据院级层面战略与业

务层面战略，在综合考虑外部政策环境、市场机会及内部资源状况等因素的基础上，确定对外合作的目标，并予以有效实施和控制的过程。对于现阶段公立医院而言，对外合作的战略目标无外乎加强自身的学科建设与提升自身区域影响力两类，因此涉及的对外合作包括医研企合作模式、医联体模式、公私合作模式三种类型。

1. 医研企合作模式

（1）合作主体

2016 年，原国家卫计委、国家科学技术部等部门联合印发《关于全面推进卫生与健康科技创新的指导意见》（国卫科教发〔2016〕50 号），提出大力推动医研企协同创新，加强医疗卫生机构、科研院所、高等院校、食品药品检验检测机构和企业等各类创新主体合作，构建协同创新的体制机制和模式，促进医产学研紧密结合，建设一批具有强大带动力的医研企协同科技创新示范基地和团队，加快临床医学研究体系与能力建设。因此，这一文件已经明确以临床研究转型发展为战略目标的公立医院，在加强科学研究能力方面的合作对象，即具有研发能力的企业、高等院校等。如北京协和医院与华为公司实现了在医学大数据、人工智能等领域建立战略合作。

（2）合作内容

由于每家战略合作主体具有不同的自身优势，因此医研企合作战略内容往往以单一领域、单一病种、单一学科作为合作的主要突破口。在临床诊疗能力提升方面，公立医院开展合作的方式主要包括长短期进修、人才联合培养、参加学术会议与讲座、攻读硕博士学位等。在科学研究能力提升方面，公立医院开展合作的方式主要包括组建科研团队、共同开展临床研究、合作项目申请、人才联合培养、参加学术会议与讲座、攻读硕博士学位等。对于医疗机构间的合作而言，临床诊疗与科学研究两项目间的合作往往同时开展，部分还包括医院管理能力的合作交流；对于高校和研发企业而言，战略合作的内容多偏向于科学研究与人才共同培养。

（3）合作步骤

医研企战略合作步骤包括前期调研、目标选择、双方洽谈、达成协议、开展合作、效果评估六个步骤。首先，前期调研阶段需要从政策导向、学科实力、可复制程度几个方面开展评估。把握国家政策对战略合作的偏好是开展战略合作的基础；医院的学科实力或者企业的研发能力决定了医院与对方开展合作的必要性，而合作对象学科发展模式的可复制程度决定了医院与对方开展合作的可行性。一般而言，我们都倾向于与北上广等发达地区的医疗机构开展学科合作，因为这类医疗机构的学科实力普遍较强。但需要考虑的是，这类医疗机构的发展受到人才集聚、地方财政、历史积淀等因素影响，其学科发展路径对于部分地区而言可复制性相对较低，因此选择合适自身发展的战略合作伙伴尤为重要。其次，在明确合作对象之后，双方就合作内容进行意向洽谈并签订合约。一般由负责市场发展的职能部门作为联络人，协调合作具体事宜。最后，在开展合作的过程中要保障合作质量，监管合作效果，定时总结评估，根据合作成效选择延续或者终止合作。

2.医联体模式

在分级诊疗国策背景下，公立医院需要承担区域医疗卫生服务体系建设责任。医联体模式不仅是国家政策的重要导向，同时也是公立医院提升区域影响力的重要战略合作。2017 年，国务院办公厅出台《关于推进医疗联合体建设和发展的指导意见》（国办发〔2017〕32 号），明确提出组建城市医联体、县域医共体、专科联盟、远程医疗协作网四种主要的医联体模式。这一文件明确了各种形式的医联体模式的建设主体、内容、机制等。（见表5-1）各种形式医联体模式的共同点在于利用城市三级公立医院的优质资源，通过技术帮扶、人才培养等手段，提升基层医疗卫生机构服务能力，建立完善不同医疗卫生机构间的分工协作机制，推动分级诊疗模式的形成。但是，不同合作形式的医联体，在合作主体、合作内容等方面又呈现各自的特点。

（1）合作主体

城市医联体的合作主体包括城市内 1 家三级医院+若干一

级、二级医疗机构。县域医共体的合作主体为县级医院、乡镇卫生院、村卫生室。专科联盟的合作主体为城市三级医院特色专家、三级专科医院与若干医疗机构相同专科。远程医疗协作网的合作主体为城市三级医院和基层、偏远、欠发达地区医疗机构。因此可以看出，除了专科联盟的合作主体为"单病种"外，其他医联体模式的合作主体均为不同层级的医疗机构。

（2）合作内容

城市医联体和县域医共体的合作内容往往较为紧密，具有产权、技术、经济利益等多种合作纽带，医疗集团的合作内容涵盖医保支付捆绑、医疗技术帮扶、诊疗信息共享、专家多方坐诊、中长期进修、学科团队共建等，以江苏镇江康复医疗集团为代表。相比之下，专科联盟与远程医疗协作网的战略合作往往呈现没有经济利益捆绑的松散型合作模式，主要以技术合作为纽带，包括线上、线下专家会诊、病例讨论等。

（3）合作步骤

医联体的战略合作步骤同样包括前期调研、目标选择、双方洽谈、达成协议、开展合作、效果评估六个步骤。但不同的是，三级医院组建医联体的前期调研要关注对方医院的需求，尤其在与一级、二级医院建立合作时，通过合作实现双方共赢才是医联体稳定发展的关键。根据对方需求与现实情况拟定不同的医联体合作项目，可以实现医联体模式的效益最大化。

表5-1 我国医联体模式概况

模式	主体	属性	特征	典型案例
城市医联体	城市内1家三级医院+若干一级、二级医疗机构	紧密型、松散型	区域型医疗服务体系,具有产权、技术、经济利益等多种合作纽带	江苏镇江康复医疗集团
县域医共体	县级医院+乡镇卫生院+村卫生室	紧密型、松散型	区域型医疗服务体系,具有产权、技术、经济利益等多种合作纽带	安徽天长市县域医共体
专科医联体	1家城市三级医院特色专家、三级专科医院+若干医疗机构相同专科	松散型	不受区域限制,以技术合作为纽带,包括横向联盟与纵向联盟	中国医学科学院肿瘤医院组建的肿瘤防治专科医联体
远程协作网	牵头单位+基层、偏远、欠发达地区医疗机构	松散型	不受区域限制,以信息系统为载体进行远程技术指导与协作	中日友好医院远程医疗网络
城乡医联体	1家城市三级医院+1家县域内医疗机构	紧密型、松散型	以城乡卫生资源均衡配置为目标,包括托管、对口支援	四川内江城乡医联体

3.公私合作模式

随着近些年国家在公立医院与民营医院合作办医领域的政策支持力度逐渐加强，这种战略合作模式逐渐丰富，表现出缓解公立医院床位、设备等资源不足，提升私立医院整体技术水平等优势。目前现有的公私合作战略主要包括业务指导战略、资源共享战略、一体化发展战略等。

（1）合作主体

公私合作模式的合作主体是非常明确的，一般为本区域内的公立医院与私立医院，以业务、资源、管理等为合作内容，通过签订契约实现的资源互补合作。

（2）合作内容

根据公私合作的不同类型，合作内容也具有差异。业务指导战略的核心是公立医院通过技术指导、联合会诊、手术带教等方式向私立医院下沉优质医疗技术，通过发挥自身的品牌效应、技术优势，帮助私立医院提高诊疗技术，获取更多的医疗服务市场。资源共享战略是以分担公立医院床位、医务人员等资源不足的压力，通过"向民营医院借床"的方式缓解公立医院病人住院难、看病难的压力，同时带动私立医院医疗水平提升，实现公私合作的资源整合。完全一体化合作战略指公立医院通过托管合作或股份制合作的方式，与私立医院深入融合成统一体，由公立医院掌握医院所有权与经营权，从而实现统一管理、统一运营的一体化发展模式。而股份制合作模式是指通过社会资本参与医院建设，参考股份制企业的运作机制，如浙江省人民医院海宁医院。

（3）合作步骤

参考医联体模式，同样包括前期调研、目标选择、双方洽谈、达成协议、开展合作、效果评估六个步骤。

第四节　案例

一、院级战略类型：研究领先战略

近年来，河南省肿瘤医院始终坚持"人才强院、科技兴院"战略，瞄准国家癌症区域医疗中心建设总目标，制定人才发展规划，出台政策，搭建平台，招才引智，以临床研究、成果转化为方向，着力引领突破关键技术、带动技术升级，为医院发展建设提供不竭的内生动力。具体措施包括：①探索医研企协同创新模式。与国内创新型药物研发企业战略合作，共同开展新药研发和临床转化。河南省肿瘤医院已经与11家国内知名药企签约合作，截至2019年年底，医院共启动申办方发起的临床试验项目573项，其中注册类药物临床试验393项，含国际多中心项目97项，连续两年承接临床试验数位列全国第二。②打造临床研究体系。医院目前已完成Ⅰ期临床研究中心的高规格建设，逐步完善Ⅱ期、Ⅲ期、Ⅳ期药物试验平台，建立临床研究四级体系。按照国际标准建设软硬件基础设施，完成生物样本中心改造，新增场地1 600平方米，配置了德国ASKION自动化液氮存储管理系统等国际先进的设施设备，为精准医学的开展提供保障。建立临床专科病历和专科生物样本库，开展大数据分析技术，建设临床科研数据中心，实现临床专科化，为四级临床研究体系提供充分保障。③成立全省第一个临床研究管理部，组建了专职管理团队。具体职责包括建立临床研究管理体系与组织架构，明确职能分工与功能定位；建立临床研究管理相关制度、管理机制，建立规范化的管理模式；推行临床研究全流程管理，制定科学合理的临床研究考核方案和激励机制，建立并不断完善临床研究信息化建设和数据管理平台；承担院内临床研究人才的遴选、培训及梯队建设，加强临床研究项目的提质增效。④搭建科研平台。与中国工程院院士李兆申教授签署合作协议，就我院消化、内镜专业的学科建设、人才培养、科研提升等方面达成合作共识，获批建设河南省消化道肿瘤诊治院士工作站；全职引进国家"百千万人才工程"、全军临床病理中心主任、中华医学会病理学会副主任委员周晓军教授，整合分子病理、传统病理、生物样本中心三大学科，成立临床病理中心；与中国抗癌协会肿瘤流行病学专业委员会主任委员乔友林教授主要就肿瘤预防开展深度合作，共同参与国际合作研究项目；和美国得州 A&M 大学副教授陶锋就术后慢性痛、癌痛的机制及干预等方面研究开展合作，医院获得该领域两项国家自然科学基金面上项目；拥有省级以上工程研究中心、国际联合实验室和重点实验室 19 个。⑤实施伴飞计划。选择伴飞对象，即各学科对标本学科国内顶尖学科所在医院；制订伴飞计划，派出学科骨干，学习先进诊疗理念、先进诊疗技术以及科室管理经验，邀请顶尖学科专家授课并实地调研分析我院学科发展现状和瓶颈，探索本学科发展规划；加强院间、学科间深度交流和合作；定期总结经验，PDCA 螺旋提升。目前，医院 33 个学科分别与中山大学肿瘤防治中心、天津市肿瘤医院、复旦大学附属肿瘤医院相关学科签订学科合作协议书，双方重点围绕国家肿瘤区域医疗中心创建标准，在医疗技术、学科建设、人才培养、科研等方面开展多种形式的深度合作，努力提升学科建设综合实力，为医院提升区域医疗服务与辐射能力提供强有力支撑。⑥匹配科研经费。启动创新团队工作，参照国家自然科学基金项目评审程序，邀请国内肿瘤领域知名专家公平评选，第一批立项资助 6 个团队，每个团队资助 100 万元；整合人才及项目，推进科研苗圃工程、学历提升工程、出国留学计划，通过目标引领，获批国家和省卫生健康委科技英才出国研修等项目 15 项，资助人才赴海外研修 12 人、国际短期学术交流 13

人。通过上述措施，医院在 2018 年国内肿瘤专科医院排名中，发表核心期刊论文占第一名，发表 SCI 论文占第六名，在郑州大学"双一流"建设中 ESI 学科学术贡献率（被引用次数总和）位列医科院系第二名，在研究领先战略的带领下稳步向前迈进。

二、业务战略类型：专科的分化与整合

在临床专科诊疗模式的精细化方面，河南省肿瘤医院通过开展学科评估项目，进行临床专科的精细化管理模式。在院党委的统筹指导下，在河南省癌症基金会的支持下，与广州艾力彼公司三方签订肿瘤学科实力评估项目，通过构建学科评估体系、摸清学科发展现状、明确学科发展路径、合理分配卫生资源，从而全面促进肿瘤学科发展。该项目包括两个方面：一是对医院学科的整体竞争力进行评估，包括医院竞争力总体分析、所在区域同级医院分析、标杆医院对照分析等。根据分析结果提出医院整体发展方向；二是对临床、医技专科竞争力进行院内实力与市场实力的评价，包括临床、医技专科得分趋势分析（2017—2019 年），按照各指标模块进行院内专科竞争力排名分析，按照业务增长率与业务比重制定专科梯队发展规划；对标评估，与同等级临床、医技专科进行差异分析，与标杆医院临床专科数据进行对标分析，根据数据分析结果提出重点临床、医技专科建设方向。该项目可以有效甄别全院各学科的发展现

状以及发展潜力，根据每个学科不同的发展阶段，实施因"科"制宜的精细化管理模式，从而推动各专科的全面发展。

在临床专科诊疗模式的整合方面，河南省肿瘤医院通过推行临床实验项目、肿瘤首诊 MDT 模式等，推动肿瘤专科的整合。首先，在开展临床实验项目方面，通过一期、二期、三期、四期试验项目的开展，针对某一病种整合临床学科、医技学科、诊断学科等，形成围绕某一临床试验项目的学科群，从而促进学科的整合。河南省肿瘤医院已连续两年承接临床试验项目数位居全国第二，以该项目为抓手在学科整合方面做出了卓越成效。其次，在肿瘤首诊 MDT 模式方面，河南省肿瘤医院组建了多学科专家团队。以肺部肿瘤 MDT 专家组为例，该专家组包括内科、放疗科、外科、免疫治疗科、中西医科、介入科、核医学科、PET-CT、药学部、放射科、内镜中心、病理科共 12 个学科，如此大规模专家团队的组成，成了促进学科整合的重要抓手。因此，医院将"实施首诊 MDT 诊疗模式"纳入"2018—2020 医院十大重点事项"，作为医院层面重点工作统筹推进。按照 PDCA 循环管理框架，从开展前期调研、出台管理办法、组建专家团队、明确责任分工、梳理诊疗流程、推行沟通与奖惩机制、搭建信息平台、定期总结评估、扩大病种覆盖面 9 个步骤，实现首诊 MDT 模式常态化运行。截至 2020 年年底，河南省肿瘤医院已实现乳腺癌、结直肠癌、食管癌、肺癌、胃癌、头颈肿瘤、泌尿肿瘤、肝胆胰肿瘤 8 个单病种和中西医结合疑难肿瘤等 9 个首诊 MDT 常态化，共召开 MDT 病例讨论会 2 200 余场，超过 29 000 名首诊住院患者接受了 MDT 诊疗。2021 年，中国医师协会对全国 231 家试点医院的分析报告中，河南省肿瘤医院获评消化系统肿瘤 MDT 试点建设优秀医院（A 级），并以 5 418 例消化系统肿瘤 MDT 会诊量位列全国首位。同年 5 月，国家卫健委医政医管局、河南省卫健委医政医管处、中国医师协会、中国肿瘤 MDT 联盟以及中国医师协会外科医师分会 MDT 学组，支持并同意由河南省肿瘤医院牵头成立中国肿瘤联盟 MDT 河南联盟，同时授予医院消化系统肿瘤多学科诊疗 MDT 中心。与此同时，河南省肿瘤医院实施肿瘤首诊 MDT 诊疗模式在第四届全国医院擂台赛"推广多学科诊疗服务"主题中荣获全国第二名（银奖）。《河南日报》《健康报》多次对医院首诊 MDT 模式进行专题报道，阐明了该模式对推动学科整合的重要意义。

三、职能战略类型：对外合作战略

近年来，河南省肿瘤医院在医研企合作、医联体、公私合作三种战略模式方面均有较典型的实践探索。

首先，在医研企合作方面，医院与中国医学科学院肿瘤医院、复旦大学附属肿瘤医院、中山大学肿瘤防治中心等国内顶级肿瘤专科医联开展学科合作。以复旦大学附属肿瘤医院的战略合作为例，双方的重点合作内容包括：①在临床诊疗水平提升方面进行合作。双方巩固提升医疗质量和医疗安全，加速推进肿瘤领域先进诊疗模式和诊疗技术的推广与应用。②在科学研究和创新能力提升方面进行合作。聚焦肿瘤基础研究、临床研究、流行病学研究等领域，双方合作开展高质量科研项目，共同搭建高水平科研创新平台。③在学科建设和人才培育方面进行合作。双方着眼于学科功能定位、学科品牌塑造、学科组织管理、人才梯队建设、成果转化推广、人员进修交流等方面，积极开展交流合作。④在肿瘤预防和早诊早筛方面进行合作。双方相互交流肿瘤防控研究领域的新进展、新成果，探索研究高发区癌症降低死亡率和发病率的有效路径，探讨交流区域内癌症防治体系建设经验。⑤在建立完善现代医院管理制度方面进行合作。共同探索肿瘤专科医院高质量发展新模式，提升双方医院科学化、精细化、专业化管理水平。因此，双方在医、防、研、管各个领域建立了紧密的学科合作模式。

其次，在医联体建设方面，作为省级肿瘤专科医院，按照国家对医联体工作的文件要求，省级医院不允许牵头成立城市医疗集团，鼓励建设专科联盟与远程医疗协作网。因此，河南省肿瘤医院于2018年开始启动"双域计划"与"蒲公英计划"。"双域计划"是以分子病理诊断为抓手的专科医联体项目，医院向区域内各市县级医疗机构全面开放病理诊断中心，提供临床病理诊断、疑难病理会诊、分子病理等项目，通过线上预约、线下标本转运、线上报告传输、后续治疗方案指导等技术服务，实现区域内肿瘤诊疗信息一体化，全面提升区域内各级医疗机构肿瘤诊疗水平。项目启动以来，由医院辐射的县域试点单位已从 2019 年的 30 家县级试点单位拓展到全省 49 家单位，送检标本量由 3 314 例增长到 4 063 例，不仅在分中心数量上快速增长，会诊癌种、疑难病例会诊及靶向基因检测项目均大力扩展。"蒲公英计划"以肿瘤专科建设、人才培养、规范诊疗、先进诊疗技术推广为依托，组建由医院青年专家组成的博士团，定期到医联体所属县级医院，通过 MDT 会诊、学科座谈、手术指导等形式，全面提升县级医疗机构的肿瘤防治能力和规范化诊疗水平。该项目通过洽谈合作意向、实地调研目标县级医院需求、遴选青年专家、对接技术服务、出台具体方案、开展具体服务、建立常态化联系、跟踪问效八个步骤，保障项目的顺利实施。截至 2020 年年底，"蒲公英计划"设立合作的县级医疗机构共 5 家，项目共派出近 20 个学科的 40 余名专家下沉县级医疗卫生机构，切实了解县级医疗机构在开展癌症诊治方面的短板，精准帮扶癌症相关专科发展。在提高县级癌症防治能力方面，医院下派专家共开展 MDT 会诊 157 例，进行手术示教 81 例，开展学术讲座 80 场，进行病例指导 676 例，接收短期培训学员 7 名，通过理论培训加实践指导的帮扶模式，将"输血式"帮扶逐步转变为"造血式"帮扶，在提高县域癌症防治能力的同时，通过项目下沉优势技术与资源，逐步推动区域医疗资源整合。与此同时，"蒲公英计划"通过常态化运行模式，建立双向转诊绿色通道，通畅上转与下转渠道，大量患者经有效治疗后实现下转，切实推动国家分级诊疗制度落地。

在公私合作方面，医院与郑州誉美医院、郑州陇海医院两家民营医院开展合作。在与郑州誉美医院的合作中，将其作为医院的延伸病房，扩展医院容积。同时，对该医院提供业务技术指导与帮扶，通过临床带教、来院进修等方式为民营医院医务人员提供肿瘤诊疗技术指导和专业培训，帮助对方培养肿瘤专业技术人员，实现战略共赢。在与郑州陇海医院合作的过程中，将其作为医院分中心开展业务合作，结合科室收治病种与治疗能力，由陇海分中心匹配相应数量的床位及医护人员，作为医院的区域性肿瘤防治诊疗前哨。

第六章　战略规划

"就走这条路！这条路太适合我们了！"A 先生不由得拍案而起，可瞬间又陷入了沉思，"这条路的终点我看到了，但是怎么样才能又快又好地走到终点呢？"

"这个大目标的实现需要建立小目标，然后确定行动方案，就像我们希望小朋友考班级第一名，那么就需要先定下语文成绩 100 分这个小目标，然后确定要多背诵古诗词这个行动方案一样。"B 教授推了推滑落的眼镜，说道，"这一步，就是战略规划！"

第一节　战略目标解码

一、目标的制定

战略规划的第一步是设定目标。战略目标的设定，是使命和愿景的展开和具体化，是战略分析和选择的结果。

（一）目标分类

医院战略目标来源于医院的战略，不同的战略主题会衍生不同的战略目标。公立医院战略管理目标可以分为运营类目标、管理类目标和酌量类目标三类。

运营类目标是向业务部门分解的目标，如医院业务量的大小、运营效率的高低等。管理类目标是职能部门的目标，如医务部、护理部、人力资源部、财务部等可以管理和控制的目标。酌量类目标是与"战略"直接相关的目标，如战略的完成结果、资源配置的效率等。如表6-1所示。

表6-1   医院战略目标体系

目标类别	目标项目
运营类目标	业务量
	平均住院日
	……
管理类目标	医疗质量
	护理质量
	人员配置
	……
酌量类目标	战略完成情况
	预算执行情况
	……

（二）目标制定原则

第一，明确性原则。明确性原则要求目标制定得清晰明确，易于理解。目标制定时要有项目、衡量标准、行动方案、资源配置以及时间限制，从而明确要做什么，何时做，谁来做，怎么做，做到什么程度，可能产生什么影响，以及考核标准是什么等。

第二，量化性原则。量化性原则要求制定的目标是可以衡量的，目标的量化性应该从数量、质量、成本、收益、时间、效率、利益相关者满意程度等几个方面来规定。如果目标对于战略的达成很重要，却不能进行衡量，可考虑将目标结果细化或者将目标达成流程进行分解，细化和分解成分目标后再衡量。

第三，结构性原则。结构性原则要求目标在表述上应该使用动宾结构，即目标的结构应该是提高什么、加强什么、完善什么等。

第四，均衡性原则。均衡性原则要求在目标制定时应该考虑分配的均衡性，每个分管院长承担的目标数量应该有限制，一般不能少于 1 个，也不能多于 5 个。

（三）目标的制定程序

一般来讲，目标的制定可分为五个程序。

首先，征询意向目标。医院战略目标的确定需要考虑外部环境的变化，更需要掌握院内动态，所以目标制定第一步由战略管理办公室人员到"前线"——各个职能科室和临床业务部门进行意向目标的征集和讨论。其次，提出目标草案。战略管理办公室人员要结合征集的意向和医院发展现状，在充分论证的条件下，确定医院战略目标草案。再次，评估论证方案。医院战略管理委员会对战略管理办公室提交的目标草案进行评估论证。主要包括：目标是否符合医院发展方向，目标体系是否完善，目标方案的可行性分析和长远的潜在问题分析等。然后，确定最优方案。在经过评估和修改后，重新整理目标方案，形成医院战略目标。最后，战略管理办公室将最终版战略目标报党委会、职工代表大会审议。职工代表大会批准后，向全院发布。

二、目标的分解

（一）目标分解原则

当医院确定了整体战略目标后，必须对其进行有效分解，转变成部门及个人的目标，这样才能确保目标的顺利达成。目标分解是明确目标责任的前提，是使总体目标得以实现的基础，通过目标分解，可以形成完整的医院目标体系。从时间角度可以按照长期目标、中期目标、短期目标分解；从纵向角度来说可以按照医院目标、部门目标、小组目标、个人目标向下分解；同时从横向角度看还可以分为临床目标、医技目标、后勤目标等。在分解的过程中可以利用单一的视角，也可利用组合视角。

另外，进行目标分解时要遵循以下原则。

第一，整分合原则。要求整体目标的有效分解和分解目标的有效综合。

第二，统一原则。分解的目标要保持与总目标方向统一，不能偏离。

第三，同步原则。各分解目标在实施过程中要协调、平衡、同步发展，不影响最终总体目标的实现进度。

第四，要求一致原则。对于各分解目标的要求也同总目标一致，满足明确性、量化性、结构性和平衡性原则。

(二) 目标分解方法

目标分解是一个任务拆解和资源匹配的过程，也是目标的可达成性不断清晰的过程。为了实现这个过程，通常需要用到自上而下分解法、自下而上分解法和综合分解法。

自上而下分解法就是医院将战略目标按照组织设置的上下层关系，从医院目标向下分解到部门，部门目标再分解到小组，经过层层分解，最后落实到岗位。

自下而上分解法就是各个科室根据医院层面制定的目标和科室职能定位主动认领科室目标，最终汇总形成医院战略目标体系。

综合分解法则体现了上下互动的过程，下级根据院级目标制定部门目标，上级对其进行审核、反馈，经过多轮沟通，正式下达，形成医院目标体系。

三、衡量指标和目标值的确立

（一）确定衡量指标

卡普兰（Robert S. Kaplan）和诺顿（David P. Norton）在《平衡计分卡战略实践》（中国人民大学出版社，2009 年第 1 版）中提到一个世纪以前英国一位著名的科学家开尔文勋爵（Lord Kelvin）的信念："当你能衡量所说的并用数字表达，你就能真正地了解它；如果你不能衡量它，不能用数字表达它，那么你对它的了解是模糊的。"如果不能衡量，就不能改进。因此在目标确定后，战略规划流程中的下一步就是为每个战略目标设立衡量指标，使战略目标更加有意义，更加便于操作。

一般来说，衡量指标有以下几个要求。

第一，应该精确、易懂、完整，不能产生歧义。

第二，衡量指标和目标之间要有关联。

第三，在实践中应该能够测量，医院必须具有相关的程序、手段和信息系统来获得数据。

（二）设定目标值

接下来就是为衡量指标设定目标值。指标的目标值是指标衡量和考核的基准，通过设置指标的目标值，可以推动医院目标落实执行。目标值的确定一般有以下几种方法。

1. 内部历史数据法

采用内部历史数据是目标值设定普遍采用的方法。通过还原历史目标数据的设定场景，并与当下内外部环境进行比对分析，对年度目标值的设定做出预测。内部历史数据极具参考价值，但在现实操作中可能存在部分医院忽略比较分析过程，简单做增量设计的问题。

2. 外部标杆信息法

外部标杆信息法是和标杆医院有关指标进行比较后再制定目标值的方法。通过与标杆医院现实环境的比较分析，关注其对某一指标的影响，进而确定医院应有的目标值。在实际运用过程中，由于外部标杆医院信息不易获取，或存在滞后和不全面的问题，医院在制定时，往往也会以内部历史数据作为参照，进行综合抉择。

3. 上级期望值法

上级期望值法即根据上级部门或领导的期望对目标值进行设定，可以是上级主管部门对该项目标的要求，也可以是院级领导对该目标值的期望。

另外医院目标值也可以设置"基础目标值"和"挑战目标值"两个标准。基础目标值是指标期望的正常目标值，以超越基准为目标，实际值达不到将受到惩罚；挑战目标值是在基准目标值基础上所设定的挑战目标，达成后将给予奖赏。

第二节　行动方案设计

一、行动方案制定

战略目标经过层层分解，最终全部下达到部门，那么部门应该如何完成这个目标，医院又该如何关注目标的完成进度，这就需要行动方案的设计。当部门责任人领到目标后，就要考虑如何制定行动方案。行动方案的制定步骤可以参照"是什么—为什么—怎么做"的框架。

"是什么"是明确将要制定行动方案的目标、任务、要求是什么。这是方案设计的核心内容。明确的目标就是行动方案的方向，如果方向错了，即使方案做得再出色也无济于事，同时要明确医院的任务和要求，以达到相关质量、数量和时间节点上的预期。

"为什么"即要针对明确的目标、任务和要求进行分析和研究，总结以往所发生的问题点、原因及行之有效的解决对策。

"怎么做"就是确定行动方案的方法、步骤、措施和可行性论证。要基于现实条件，确定工作的开展方式、分阶段步骤，以及为了保证完成工作所采取的具体措施等，最后还要对以上内容进行可行性论证。其中步骤的编写是重中之重，在这个过程中需要明确内部责任分配、资源配置等问题，还要考虑与其他部门的沟通协调工作。

二、行动方案内容

按照开展的历史情况和进展状况，可以将医院事项分成常规性工作、创新性工作和延续性工作三类，不同分类对应不同的行动方案编写内容。

常规性工作，指日常开展的有明确规则和明确结果的工作。其行动方案内容编制要求是目标要明确、可量化（有衡量指标）；方案翔实，过程、规则、结果都明确；工作有制度；预算支出有标准。如表6-2所示。

表6-2 常规性工作行动方案

常规性工作	
目标	
年度指标＆目标值	
上年情况	
步骤	

创新性工作，指新的工作任务，新领域的工作或常规工作的重构。行动方案内容编制要求是目标要明确；结果要明确，方案要明确里程碑事项；预算按支出用途分类编制，探索工作制度和管控标准的制定。如表6-3所示。

表6-3　创新性工作行动方案

创新性工作	
现状	
目标	
结果指标 & 目标值	
过程指标 & 目标值	
风险因素	
步骤	

延续性工作，指上年度未完成的创新性工作，成熟之后应固化为常规性工作。其编制要求是目标要明确；结果要明确，总结项目现状与资源已投入和产出情况，方案要有更细化的里程碑内容；预算按支出用途分类编制，探索工作制度和管控标准的制定。如表6-4所示。

表6-4　延续性工作行动方案

延续性工作	
目标	
结果指标 & 目标值	
过程指标 & 目标值	
已完成情况	
步骤	

第三节　预算资源配置

"兵马未动，粮草先行"，在战略规划的最后一步中，需要对战略所需要的预算资源进行配置。以保证战略行动不会搁置，目标不会落空。与以往各部门制定的部门预算不同，这里的预算是基于战略导向的全面预算管理，总体可概括为职能分配、步骤分解和类别分类。

一、职能分配

预算实行归口管理，使责、权、利对等。各职能部门依据其职责和权限，充分体现"专业理财"，"谁管什么事，谁编什么预算"。如表6-5所示。

表6-5　归口部门

序号	职能部门	职责
1	党办	党建管理，医院文化建设
2	院办	公文管理，医院事务管理，公车管理，公务接待
3	战略业务发展部	战略管理，医联体建设，医院全面质控
4	医务部	医政管理，医疗管理
5	门诊办	门诊服务管理及培训
6	护理部	护理管理
7	科研外事办	科研管理，教学管理，外事管理
8	人力资源部	人才引育，人员管理，职工薪酬、社保管理
9	财务部	资金管理，经济核算，价值引领
10	医疗装备部	医疗设备管理，医疗物资管理
11	药学部	药事管理，药品管理，药师培训，药物临床试验
12	后勤保障部	后勤物资管理，后勤保障服务，大型项目修缮
13	信息中心	信息化建设投资及维护
14	基建办	基本建设投资
15	医保办	医保管理
16	宣传办	医院宣传工作，健康科普
17	安全保卫部	消防安全管理，治安管理
18	监察室	廉政管理，行风建设

续表6-5

序号	职能部门	职责
19	审计部	内部审计，工程造价咨询，非医疗纠纷事项管理
20	采供招标办	物资采供，项目招标
21	医患办	医疗纠纷管理
22	感染办	感染防控
23	癌症办公室	肿瘤防治，疾病控制
24	保健办	保健对象服务
25	团委	团员管理，青年引领，医务、社工和志愿服务
26	工会	职工关爱
27	离退休职工工作部	离退休职工服务
28	临床研究管理部	临床研究管理
……	……	……

明晰的职责权限划分，依托预算管理工作，倒逼职能部门不断出台和修订各项管理制度、管理办法和管控标准，从而促使各项工作持续规范化、标准化。

二、步骤分解

预算编制任务繁多，先干什么、后干什么要有顺序，而且要在一定时间内完成。可以将预算编制流程细化为六大步骤。如图6-1所示。

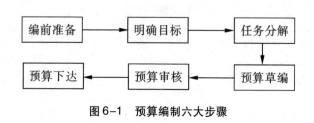

图6-1　预算编制六大步骤

1. 编前准备

第一，由院办牵头，组织全院各部门完成基期年度工作总结。第二，财务部牵头完成基期运营数据、财务数据的整理和分析，澄清管理基数。第三，设备委员会和信息委员会启动设备购置和信息化建设项目的汇总、调研、论证和审核。第四，财务部牵头组织预算编制启动会，并开展相关培训，包括知识培训和操作培训。

2. 明确目标

第一，核心职能部门和决策层沟通，根据战略目标拟定院级预算目标。党办拟定党委中心工作，院办拟定医院工作目标和工作计划，人力资源部拟定人员增量计划，医务部拟定门诊人次、出院人次、平均住院日、手术台次等业务指标，财务部拟定收入规模和结余目标。第二，预算管理委员会明确预算医院年度发展目标、发展规划和重点工作任务。第三，预算管理办公室按照预算管理委员会的要求将年度总目标、工作任务细化、量化，确定主要目标，找准衡量指标，设立目标值。

3. 任务分解

院办牵头成立综合目标管理小组，将医院确定的目标任务以及运营指标值分解到各临床医技核算单元。院长和各核算单元负责人签订综合目标责任书，相关部门定期通报目标责任完成情况；同时，综合目标责任书中涉及的各种指标将作为对核算单元年终考核的主要依据。

4. 预算草编

各归口管理部门根据部门职能和承担的院级战略指标，按照"目标—指标—指标值—行动方案—预算"的步骤草编本部门预算，并通过信息系统上报。

5. 预算审核

可以采取"多上多下，上下联动"的预算初审方式，预算管理办公室根据医院支出大盘、中心工作、重要程度对职能部门提交的预算项目进行初步审核，给出修改建议和优先级排序，归口管理部门论证修改后再次上报。预算管理办公室汇总后提交预算管理委员会审议。

预算管理委员会对职能部门的编制情况逐一进行审核，审核的要点包括：战略指标是否全面分解，职能科室的定位是否准确、全面，目标是否合理，衡量指标是否科学，目标值设置是否公允，行动方案是否能够支撑目标的实现，是否是最经济、最契合医院实际的方案，方案步骤是否足够细化，现状描述是否准确，产出是否合理，信息如何传递，预算是否匹配，有没有相关的费用标准等。只有这几方面的要求都审核通过，部门预算编制才算过关，否则要继续完善和优化。

6. 预算下达

预算管理办公室将预算管理委员会审核通过的部门预算汇总后依次报党委会、职工代表大会审议。职工代表大会批准后，财务部正式下达预算，作为下年度资源配置和费用支出的依据。

三、类别分类

一项预算的背后，是从医院目标和部门职能出发，结合医院运行现状，给出的一个行动方案和制度安排。预算编制的实质，是澄清工作目标和职能、工作现状和问题。因此，预算编制的过程要说清楚"目标（成效）""工作（任务）""费用（支出）"这三大要素及其之间的逻辑关系，而且将工作分类——形成不同管理标准和方法、支出分类——采用不同预算编制方式，最终形成系统化、标准化、科学化工作体系的过程。

1. 按工作分类

依照行动方案工作分类，分别编制预算，但无论哪类工作，都要制定工作目标，选取衡量指标，设定要达到的目标值，从而方便监控和考核工作开展情况和实施效果。

2. 按支出分类

按照支出和业务量的关系，将支出分为固定类、变动类和酌量类三种，不同类别采用不同的编制方法，如表6-6所示。

表6-6　支出分类

类别	内涵	项目	要点	方法
固定类	与面积、职工人数等规模相关，与业务量关系不大	人员工资，社保支出、水电能耗、物业费、通用设备的采买等	摸清资源底数，明确现状，了解行业标准，建立措施，基于成本动因，建立定额标准	增量预算法
变动类	随着业务量的变化而变化	收费性耗材费，药品费，人员绩效，专用小设备的采买等	根据其对结余的贡献控制比重	弹性预算法
酌量类	与医院的战略目标、决策计划相关	宣传费、会议费、招待费、进修费、培训费、信息化模块、大型医疗设备、基本建设支出等	基于"OMC"管理思维系统评估	零基预算法
	由项目衍生出来的相关支出	维修、维保类，信息化建设网络及硬件部分等	基于"OMC"管理思维系统评估	

固定类支出是指在医院规模既定的情况下，不随业务量变化而变化的支出，包括人员工资、社保费、物业费、水电能耗费等。编制此类支出预算需要了解行业标准，摸清资源底数，基于成本动因，建立定额标准，采用增量预算法进行编制。

变动类支出是指随着业务量的变化而变化的支出，包括绩效工资、耗材费用、试剂费用、药品费用等。医保支付制度改革给医院收入规模的增长设置了"天花板"，在大盘增幅有限的情况下，根据上述项目对结余的贡献程度调整医院收支结构，确定预算数。此类支出采用弹性预算法进行编制。

酌量类支出是指发生与否不影响当下的业务，发生之后可能会对未来的运行效率、核心竞争力提升有帮助的支出。此类支出又分为两类：一类是与医院的战略目标、决策计划相关的项目，如宣传费、会议费、招待费、进修费、培训费、大型医疗设备、基本建设支出等；另一类是由项目衍生出来的相关支出，如维修、维保类，信息化建设网络及硬件支出等。编制此类支出预算应采用零基预算法进行编制。

一个项目预算里会包括三种支出类型，应采取不同的预算编制方法。如表6-7所示。

表6-7 支出项目预算编制方法

支出项目	支出类别	编制方法	支出项目	支出类别	编制方法
人员经费			其他费用		
工资性支出	固定类	增量预算	广告宣传费	酌量类	零基预算
社会保障缴费	固定类	增量预算	培训费	酌量类	零基预算
月绩效	变动类	弹性预算	维护费	酌量类	零基预算
年绩效	变动类	弹性预算	版面费	固定类	增量预算
住房公积金	固定类	增量预算	物业管理费	固定类	固定预算
文明奖	固定类	增量预算	洗涤费	固定类	固定预算
其他工资福利支出	变动类	弹性预算	会议费	酌量类	零基预算
材料费			通讯费	混合类	固定+酌量
卫生材料费	变动类	弹性预算	邮寄费	混合类	固定+酌量
其他材料费	变动类	弹性预算	印刷费	酌量类	零基预算
信息材料费	变动类	弹性预算	标牌制作费	酌量类	零基预算
药品费	变动类	弹性预算	办公费	混合类	固定+酌量
动力费			会员费	固定类	固定预算
水费	固定类	增量预算	劳务费	酌量类	零基预算
电费	固定类	增量预算	租赁费	酌量类	零基预算
业务用燃料费	固定类	增量预算	医疗赔偿款	酌量类	零基预算
"三公"经费			咨询诉讼费	酌量类	零基预算
公务接待费	酌量类	零基预算	审计费	固定类	固定预算

续表6-7

支出项目	支出类别	编制方法	支出项目	支出类别	编制方法
公务用车运行维护费	固定类	固定预算	银行手续费	固定类	增量预算
因公出国（境）费	酌量类	零基预算	税费	固定类	增量预算

第四节　工具方法应用

战略规划阶段有许多工具方法可以运用，既要保证规划结果的科学、合理，又要保证规划过程的有序、高效。下面分别举一个最常见的工具方法以供参考。

一、平衡计分卡和战略地图

（一）平衡计分卡和战略地图概述

在战略管理的实践运用中，战略地图和平衡计分卡为关键的战略管理工具，帮助战略管理成功实施，达到战略管理最终目标。平衡计分卡由哈佛大学教授卡普兰与诺朗顿研究院的执行长诺顿在20世纪90年代提出，它从财务、客户、内部流程和学习成长这四个维度对组织进行全面的衡量，这四个维度构成了平衡计分卡的基本框架。①财务维度：企业以追求股东最大化为目标，而目标最终将体现在财务指标上，所以卡普兰教授将财务维度放在了平衡计分卡首位。在财务维度上，企业通常关注收益和效率，衡量指标包括利润率、增长率、周转率等。②客户维度：客户是企业创造价值的源泉。因此，在客户维度上平衡计分卡关注客户的黏性，一般从客户满意度和忠诚度两个方面进行衡量。企业应该在明确自身客户定位的基础上，不断提升产品质量和服务水平，以满足客户需求。③内部流程维度：良好的内部流程为财务管理和客户管理提供了必要的支撑，平衡计分卡强调企业要以战略为导向，重点关注企业内部关键流程，通过不断地优化内部流程，提升工作效率，从而实现企业经营目标。④学习成长维度：企业只有不断地关注学习和成长，才能在日益激烈的竞争环境中生存下来，学习与成长是企业保持长期竞争力和持续成功的关键。企业通过学习与成长来缩小财务、客户、内部流程三个维度期望目标和企业实际情况之间的差距。

战略地图是从平衡计分卡简单的四层面框架发展而来，并帮助平衡计分卡梳理了四个维度间的因果关系，具体表现为：学习成长维度通过人力资本、信息资本、组织资本完善组织内部管理流程，当组织具有畅通的内部流程后，可以实现顾客价值，进而促使其战略目标的实现，即创造出更高的财务价值。除此之外，卡普兰和诺顿将绘制战略地图的步骤分为六步：第一步，确定战略管理的总体目标；第二步，调整客户价值主张定位；第三步，明确价值提升时间表；第四步，确定战略主题；第五步，分析现有无形资产的战略准备度；第六步，形成行动方案并安排预算。总的来说，战略地图是对平衡计分卡理论的进一步扩展与升华。延续平衡计分卡"不能衡量，就无法管理"的思想，战略地图进一步提出"不能描述的，就不能衡量"的思维。基于战略地图和平衡计分卡，形成了一个描述战略、衡量战略和管理战略的严密逻辑体系。如图 6-2 所示。

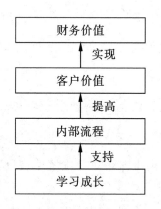

图 6-2　平衡计分卡框架及逻辑关系

（二）平衡计分卡和战略地图在公立医院的应用

平衡计分卡、战略地图多用于营利性组织，而公立医院作为非营利性组织，在战略管理工具的使用上是需要进行调整与优化的。这一观点在国外的医疗机构中已经得到了验证，泽尔曼（William N. Zelman）等学者通过对医疗机构流程的分析，认为平衡计分卡完全适用于医疗机构，但在具体应用时要赋予新的财政状况和组织任务。因此，圣地亚哥（Jose M. Santiago）设计了用于评价医疗服务质量的平衡计分卡，增加了临床结果维度；美国的管理型医疗组织将平衡计分卡移植于医院的绩效管理，包括患者满意度、临床结果、卫生财政状况和成本四个维度；拉德诺（Zoe Radnor）等学者总结了实施平衡计分卡的成功因素，认为医疗机构使用该工具时各个角度的关键指标必须与目标相吻合，否则意味着平衡计分卡的实施是盲目的。这提示我们在公立医院战略管理中使用平衡计分卡与战略地图，需要根据战略目标调整其框架内涵，以及调整框架内各维度的因果逻辑关系。

基于目标管理理论，以结果为导向的过程管理方法可以使管理能够真正达到预期效果并实现组织目标。在营利性组织中，利益最大化是企业毋庸置疑的追求目标，由此诞生的平衡计分卡将财务维度作为结果导向放在框架的一阶维度中，衡量指标包括利润率、增长率、周转率等。患者需求的实现以及政府满意是公立医院的战略管理结果导向，因此可以首先将平衡计分卡中原本的二阶维度"顾客"调整为一阶维度，并赋予其新的内涵，包括患者需求的实现程度与政府的满意情况。其次，将平衡计分卡原本的三阶维度"内部流程"与四阶维度"学习成长"随之上移，调整为公立医院战略管理平衡计分卡的二阶维度与三阶维度。其中，"内部流程"维度的内涵根据医院具体职能而定，包括医疗服务能力、科研能力、教学能力、疾病防控能力与医院管理能力。对于平衡计分卡中原先的一阶财务维度，我们将其调整为四阶维度，并将财务作为资源的要素之一，扩展四阶维度的具体内涵。资源配置理论的资源稀缺性观点，提示我们需要根据战略目标与方案进行资源要素的比例分配，以此实现帕累托最优（资源分配的一种理想状态）。因而在公立医院战略管理中，战略目标的实现同样需要对各方资源进行配置，从而支持组织的学习成长。因此，将公立医院战略管理的资源配置作为第四阶维度，以此支持学习成长维度，是符合理论观点与现实需要的。至此，在公立医院战略管理中，平衡计分卡与战略地图框架实现调整，其维度具体内涵与逻辑关系在理论层面实现重新梳理。如图6-3所示。

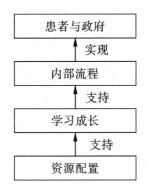

图6-3 公立医院平衡计分卡框架及逻辑关系

二、行动学习法

(一) 行动学习法概述

英国著名学者雷格·瑞文斯 (Reginald Revans) 被称为"行动学习之父"。他最早于20世纪40年代提出了行动学习法，并将其应用到了学习培训中。所谓"行动学习法"，即一种通过小组讨论、反复试验和相互启发的形式，不断从实践经验和对经验的反思中学习，以解决在复杂环境和条件下所遇到的实际问题的方法。

国际行动学习协会董事迈克尔·马奎特 (Michael Marqwardt) 指出行动学习法应该有六个关键要素，分别为：一个问题、挑战或任务，且满足重要、紧急、可行、团队熟悉并能提供真正学习机会的条件；一个由 4—8 个成员组成的小组，并具备多样性的要求；一个质疑和反思的过程，这个过程可以获得知识，相互学习，提出方案；制定策略和行动，使管理层全面系统地了解问题，解决问题；致力于三个学习层次，这三个层次为个人、团队和组织，在行动学习过程中个人获得技能，团队实现协同，并将其作用于组织的转型；教练、协助者或顾问，他们的注意力不在于解决问题，而在于引导学习。行动学习需要满足这六个要素，才能发挥全部实力。

传统的学习方法认为，尽管人们可以通过主动地搜索、研究获取知识，但知识的传递和接受途径是单一的、被动的。而行动学习使人们意识到学习不仅仅是被动的吸收知识的过程，更有可能在学习过程中创造知识，提升学习效率，定制灵活、有创造性的策略解决现实问题。因此，行动学习法也被看作提升组织效率的有效工具，被广泛地应用于战略规划中。

（二）行动学习法步骤

1. 准备阶段

（1）课程设计

行动学习的第一步需要明确此次学习的目的和内容，进行学习课程设计。课程设计一般包括三方面内容：一是理论导入，即战略及战略管理的概念、特征、发展历程、实施步骤等基础理论知识的介绍。二是规则说明，即要列举研讨所要用到的方法，并说明这些方法应用过程的注意事项，制定相应的研讨规则。例如在小组头脑风暴过程中，要做到每人轮流发言并依次记录，不得质疑、打断，避免出现讨论过程被少数人控制的现象。三是问题引导，即如何通过一系列的研讨过程，最终得出问题解决方案。

（2）小组划分

行动学习法的开展依赖于小组的划分，一般情况下学习行动小组人数以4—8人为宜，不超过8组。每组应配备高层分管领导1名，业务部门、行政部门和后勤部门中层领导若干，并选派其中一人担任小组催化师，负责小组研讨的组织、板书的书写和其他工作，其他人员由部门的骨干和优才补充，便于群策群力，发散思维和核心思想的传达。

（3）场地准备

行动学习场地应该选在可以容纳所有小组的会议室、大礼堂，配备有相应的屏幕、音响等设备，另外小组桌椅呈圆形合围在一起，没有主次之分，方便讨论交流。每个小组应视情况配备带架白板，黑、红、蓝白板笔，白板纸和汇报纸等物料。

2.操作阶段

（1）理论导入

依据课程设计，促动者应该首先进行战略及战略管理理论知识的导入，同时进行规则的说明，明确每组催化师，并介绍催化师的职责和权力。一切讲述完毕后，开始正式的话题导入。

（2）小组讨论

依照促动者发布的问题和要求，各小组在催化师的组织下进行计时研讨。秉持发散思维的原则，各小组成员首先自己思考，并将答案记录在 A4 纸上；当大部分成员思考完毕后，进行小组轮流发言分享，催化师负责记录，若时间不够，后面发言的成员只需补充前面没有提及的内容，重复的不再叙述。

（3）成果展示

所有人员发言完毕后，由催化师进行小组成员观点汇总，并将结果誊抄于白板纸上，供大家观看讨论，最终经过观点凝练，选取一条作为讨论结果，绘制成果海报。每组选派一人前往讲台汇报小组成果。

（4）评价点评

小组汇报完毕后，由组织管理层、促动者和其他小组成员点评。点评不仅要关注小组讨论内容，即内容是否合理、充实、科学，还要关注汇报者的仪表、措辞，在行动学习的过程中不仅关注战略的规划，还要发挥锻炼队伍、发现人才、展现自我的作用。

3. 总结阶段

（1）成果汇总

当所有的研讨环节结束后，各组催化师负责各组成果的收集，并针对评价意见进行修改完善。然后由组织管理层根据汇总的成果和组织自身情况进行方案的选定，最终确定战略规划方案。

（2）复盘总结

依据 PDCA 原则，整个行动学习结束后，管理层要进行复盘总结。一是对结果的复盘，即最终得到的规划是否科学，是否适合组织发展的需要，以及组织目前是否有能力实现规划。二是对过程的复盘，总结在战略规划过程中做得好的地方、遇到的问题，以及发现的优秀人才。

第五节　案例

河南省肿瘤医院利用战略地图和平衡计分卡进行战略规划，将模糊的战略细化、量化为具体的目标、指标、行动方案。如表 6-8 所示。

表6-8　战略规划流程

战略规划内容	目的	工具
确定目标及目标间关系	描述战略	战略地图
确定衡量指标及目标值	衡量战略	平衡计分卡
确定行动方案并配置资源	落地战略	全面预算管理

（一）院级战略规划

1.绘制战略地图

医院在"患者首选，美好家园"愿景和建设"国家癌症区域医疗中心"总目标的指引下，通过借力外脑、高层、中层及部门骨干，运用行动学习法、头脑风暴法对影响战略实现的各项要素及其相互关系进行识别和描述，最终绘制出了医院的战略地图。在此之前医院明确了战略规划编制的两条原则：关注医院品牌影响力和关注医院运营效率。一方面要持续提升医疗服务水平，打造优势学科，强化平台建设，深化协作方关系，树立医院良好形象，从而提升医院品牌影响力；另一方面应引入科学管理思维与工具，不断深化医院内涵建设，控制医院成本，提高运营效率。在这两条原则的指引下，河南省肿瘤医院对战略地图四个维度的名称和排序进行了调整，将"客户"改良为"患者与政府"，由传统的第二维度调整到第一维度；将"财务"改良为"资源配置"，由传统的第一维度调整到第四维度，最终形成患者与政府、内部流程、学习成长和资源配置四个维度。然后，外脑、医院高层、中层和优才、骨干，对院级战略主题展开头脑风暴，经过反复研讨，最终从医、教、研、防、管五个方面确定了 10 个战略主题，即患者首选、政府满意、提升医疗服务能力、提升科研能力、提升教学能力、加强疾病防控能力、加强医院管理能力、人力资源匹配度、信息资源匹配度、组织资源匹配度、加强各方资源调配，分别对应到战略地图的四个维度。

为了进一步细化战略主题颗粒度，在明确 10 项战略主题的基础上，医院战略管理团队又集体研讨各战略主题应该达到的目标，将战略主题分解为多种要素，以进行深一层次的解释。首轮经过自由讨论共汇总出 200 多项战略目标，然后由秘书组进行筛选、分类、合并，将不切实际的、与医院目标相背离的、语言描述不清晰的、重要程度低的或难以进行量化和实现的目标删除，将表意相近、具有挑战性、可计量的目标进行提炼，在医院外部专家组和医院内部战略管理团队共同论证和优化下，最终为 10 项战略主题匹配了 17 项战略目标，每项战略主题下设1—3 项战略目标，以一张图的形式清晰、直观地呈现出医院前进的方向和需要关注的重点要素，至此形成医院的战略地图，如图 6-4 所示。

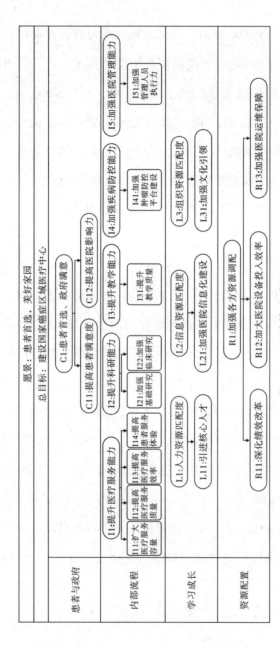

图 6-4 医院战略地图

注 C:customers；I:internal processes；L:learning and growth；R:resource allocation

在患者与政府层面,包括"患者首选、政府满意"1个战略主题,下设提高患者满意度和提高医院影响力两个战略目标,从以上两个方面引领医院更好地履行职责,不断创新突破,锐意进取。

在内部流程方面,医院构建了5项战略主题:提升医疗服务能力、提升科研能力、提升教学能力、加强疾病防控能力、加强医院管理能力。在此基础上继续细化为9项战略目标,是四个层级中战略主题和目标最多的一个层级,试图从医、教、研、防、管五个方面对医院整体内部流程进行优化。

医院作为智力密集型、劳动密集型组织,战略目标的实现离不开组织的学习成长。因此医院从提升组织能力、提升员工胜任能力和完善信息化建设三个方面,分别对医院的组织资本、人力资本和信息资本进行优化。

资源配置维度关注医院加强各方资源的调配和使用能力,选取深化绩效改革、加大医院设备投入效率和加强医院运维保障三个关键目标,以保障人力和物力的高效运营。

2. 确定平衡计分卡

不能进行量化和衡量的事项,就难以对其进行管理。战略地图从患者与政府、内部流程、学习成长和资源配置四个层面描绘出了医院战略全景,但缺乏一些可量化的指标,对其进行评价和监控。因此医院依据 SMART(specific 明确,measurable

可衡量，attainable 可达成，relevant 相关，time-bound 有时限）原则，经过反复讨论、提炼，最终确定了 25 个院级衡量指标，从而完成了医院层面平衡计分卡的构建。这套相互关联、相互影响、相互支撑的指标体系将定性的战略语言描述转换成定量的战略指标，让战略目标的实现更具可操作性、可观测性和可控制性，驱动着医院整体绩效的提升，具体如表6-9所示。

表6-9　医院平衡计分卡

层面	战略主题	战略目标	战略指标（25个）
患者与政府	患者首选、政府满意	提高患者满意度	患者满意度（细化四个层级）
			首诊患者增长率
		提高医院影响力	高峰学科排名（以复旦版排名为据）
			三级公立医院绩效考核排名
内部流程	提升医疗服务能力	扩大医疗服务容量	内科楼、东区分院建设和院区并购完成进度
		提高医疗服务质量	医院全面质量管理体系构建完备度（组织架构、质控板块、管理制度）
		提高医疗服务效率	平均住院日
		提高患者就医体验	优化、重构院内服务流程数
			特色诊疗（MDT、ERAS）模式开展量或覆盖率

续表 6-9

层面	战略主题	战略目标	战略指标（25 个）
内部流程	提升科研能力	加强基础研究	基础实验平台完备度
			国家自然科学基金获批数
		加强临床研究	高质量临床试验项目数量
			标志性临床试验成果产出数
	提升教学能力	提升教学质量	学生发表高质量文章占比
			中长期进修人次
	加强疾病防控能力	加强肿瘤防控能力	全省早诊早治和肿瘤监测人群覆盖率
	加强医院管理能力	加强管理人员执行力	重点事项督办率
学习成长	人力资源匹配度	引进核心人才	引进学科带头人数
			博士占比
	信息资源匹配度	加强医院信息化建设	电子病历系统应用水平分级评价5级
	组织资源匹配度	加强文化引领	核心文化知晓率
资源配置	加强各方资源调配	深化绩效改革	人均绩效占人均有效收入比例
		加大医院设备投入效率	百元医疗设备收入
			设备投入产出比
		加强医院运维保障	重大设备巡检率

3. 指标认领

目标确定后，接着对实现目标的路径进行明确，即谁来执行战略，怎么执行战略，需要什么资源。各分管院长根据各自的职责对 25 个院级战略目标进行认领和责任分工，按照牵头（5分）、协同配合（3分）明确了各自为实现院级战略应提供的贡献度。具体如表 6-10 所示。

表6-10   分管院长指标认领

层面	战略指标（25个）	责任院领导	
		5分	3分
患者与政府	患者满意度（细化四个层级）	王勇	李锦洲
	首诊患者增长率	任武	
	高峰学科排名（以复旦版排名为据）	宋永平	罗素霞、任武、李红乐
	三级公立医院绩效考核排名	任武	
内部流程	内科楼、东区分院建设和院区并购完成进度	王振军	王勇
	医院全面质量管理体系构建完备度（组织架构、质控板块、管理制度）	任武	
	平均住院日	任武	
	优化、重构院内服务流程数	任武	
	特色诊疗（MDT、ERAS）模式开展量或覆盖率	任武	
	基础实验平台完备度	罗素霞	
	国家自然科学基金获批数	宋永平	李红乐

续表 6-10

层面	战略指标（25个）	责任院领导	
		5 分	3 分
内部流程	高质量临床试验项目数量	罗素霞	
	标志性临床试验成果产出数	罗素霞	
	学生发表高质量文章占比	宋永平	
	中长期进修人次	韩斌斌	
	全省早诊早治和肿瘤监测人群覆盖率	罗素霞	
	重点事项督办率	李锦洲	王勇、韩斌斌
学习成长	引进学科带头人数	王勇	宋永平、罗素霞
	博士占比	王勇	
	电子病历系统应用水平分级评价 5 级	任武	韩斌斌
	核心文化知晓率	王勇	
资源配置	人均绩效占人均有效收入比例	韩斌斌	
	百元医疗设备收入	任武	韩斌斌、王振军
	设备投入产出比	任武	韩斌斌、王振军
	重大设备巡检率	韩斌斌	任武、王振军

4.行动方案设计

认领不同分值的分管院长承担不同的责权。牵头院长负责召集完成该指标涉及的所有部门，通过反复的讨论、沟通，明确该指标的目标值和完成目标值的落地路径，据此编写院级指标的指标字典和行动方案。其中，指标字典需先明确该指标在平衡计分卡中的位置，即其所在的维度、所属的主题和目标。其次要从不同的角度对该指标进行诠释，包括指标所属的类别、计算公式、计量单位、报告频率、责任人等，在最后一栏还需要对该指标值未来五年的发展趋势进行解释说明，如表6-11 所示。通过填写指标字典，统一了全院对指标内涵的标准化理解。在此基础上，牵头部门设计出一揽子的行动方案。行动方案要针对目标值进行差距分析并列明详细的行动步骤、资源配置计划和协同单元，并给出里程碑事项来明确方案实施的关键时间节点和标志性产出。具体如表6-12 所示。

表6-11　医院指标字典

维度		指标号		指标名称		责任人					
战略主题			目标			权重					
描述											
滞后/领先指标		报告频率		计量单位		极性					
公式											
数据来源											
数据质量			数据收集人								
标杆值	指标现状	20×1	目标值	20×2	20×3	20×4	20×5	20×6			
目标值解释											

表6-12　行动方案概览

指标名称	20×1年现状	20×6年目标值	差距分析	20×1—20×6年行动方案					
				行动	优先等级	里程碑	责任人	资源配置	汇报关系

5.分解院级战略

医院通过编制院级战略地图和平衡计分卡完成了医院整体层面的战略部署和责任划分，但医院战略的执行却要落实到具体业务部门、职能部门和个人。因此在下一步规划中，医院通过院级行动方案将战略目标逐层向业务部门、职能部门分解，引导各科室进一步细化行动方案，将责任落实到岗、落实到人，从而完成医院层面、业务部门、职能部门和职工个人的横向、纵向协同，将医院战略与日常运营结合起来，保障战略的有力执行。具体如图6-5所示。

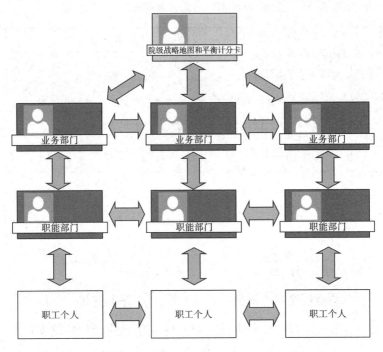

图6-5   院级战略地图和平衡计分卡分解过程

（二）业务部门战略规划

业务部门根据医院分解下达的院级目标，编制业务部门战略规划。在此过程中，医院允许各个业务部门的战略中存在个性化目标，但必须与院级战略目标具有逻辑支撑关系。鉴于医院业务科室特性，初期阶段医院并不要求每个业务科室都绘制科室级战略地图和平衡计分卡，但每个科室需通过行动学习，做好院级战略目标的细化、量化，从而完成部门级的战略规划，明确自身定位。主要步骤如下。

1. 全面分析盘点

战略规划的起点就是通过全面的分析盘点找到精准的增长机遇：一个重大的空白或者未被充分满足的市场。而这就需要各科室找到自身的重大机会、威胁或关键劣势、核心优势，以此来发现科室高杠杆的战略举措。如图6-6所示，以胸外科为例进行绘制全面盘点图。

重大外部机会 国家级区域中心 国家重点学科 ……	重大外部威胁 医疗技术迅速发展 学科发展不突出 ……
重大内部优势 国家级重点学科 食管癌RSC认证 ……	重大内部劣势 人才储备不足， 团队积极性、创造性有待提高 ……

图6-6 胸外科全面分析盘点

2. 共启愿景目标

愿景是关于理想的一幅独特的想象，它面向未来，可以为众人带来共同期望。愿景真正的意义是每一个人工作的内在驱动力，共同的愿景塑造上下同欲的氛围。各科室需要明确各自的愿景是什么，同时明白科室为什么要干成这件事情，这就是科室的使命。在使命和愿景的引领下，各科室对标国内一流学科团队，制定本科室的长期战略目标、评价指标、目标值和完成期限。

胸外科根据充分讨论，确定愿景为占领食管癌诊疗的世界高峰，使命为成为胸部肿瘤患者的守护神，并绘制了科室长期发展目标图。如图6-7所示。

目标	评价指标	目标值	完成期限
提升规范诊疗水平	首诊MDT比例	80%~100%	3年
提高临床科研能力	SCI/IF	>20分	3年
……	……	……	……

图6-7 胸外科长期目标

3. 聚焦细分市场

医院同样也面临着市场定位和市场选择问题，正如国家所倡导的分级诊疗政策一样，不同级别医院要各司其职，所以公立医院也应该细分市场，提供精准服务。科室可以使用市场吸引力和自身能力评估矩阵对各个细分市场进行评估，根据评估结果确定目标市场，绘制出细分市场走势图。图6-8展示了胸外科目标市场走势。

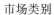

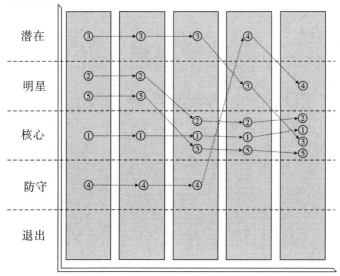

图6-8 胸外科目标市场走势

注：①农合；②省市医保；③VIP；④海外；⑤自费。

4.确定业务组合

针对不同的细分市场，各科室确定了产品概念并罗列出所有可能的产品，使用市场吸引力和自身能力评估矩阵对各个产品进行评估，根据评估结果确定产品市场，最终确定每个年度的产品组合图，并将每个产品连接成线。图6-9展示了胸外科产品组合演变趋势。

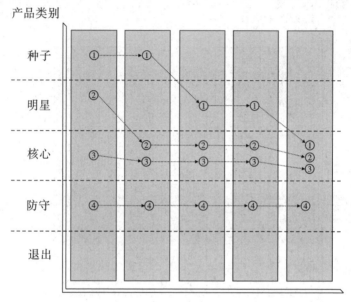

图6-9　胸外科产品组合演变趋势

注：①机器人手术/免疫主导综合治疗；②肺段切除术/ENB/EMRESD；③VATS/ERAS；④开放手术/扩张术/光动刀。

5. 规划差异化程度

科室应该从如何更好地完成任务出发定义自己的差异化。在这个环节，科室要明确自身的差异化是什么，各科室运用头脑风暴的形式确定差异化要素，绘制差异化定位曲线。图6-10

展示了胸外科差异化定位曲线。

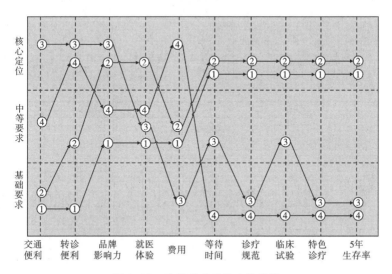

图6-10 胸外科差异化定位曲线

注：①我院现状；②我院5年后；③A医院现状；④B医院现状。

6. 重构价值链

科室战略不仅要对市场层面进行高度聚焦，也要聚焦价值链上的关键环节，鉴于医疗领域价值链的复杂性，科室要着重解决以下三个问题：价值链如何重构，聚焦价值链上的哪些环节，其他环节如何构成。图6-11展示了胸外科重构后的价值链。

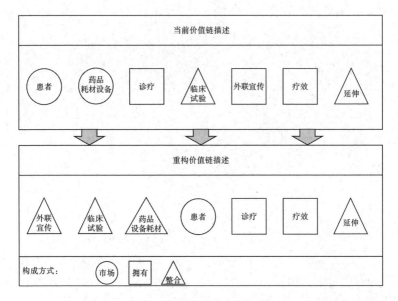

图6-11　胸外科价值链重构

7. 确定区域定位

对于科室来说，运营数据只是结果，其真正的驱动力是核心技术领先，医院在完成早期积累后，就要加强核心技术投入，逐渐形成细分领域的核心优势，并确定科室区域定位。图6-12展示了胸外科价值链的区域定位与核心技术。

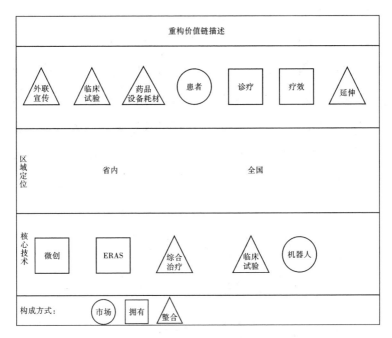

图6-12　胸外科区域定位和核心技术

（三）职能部门战略规划

当院级战略和业务部门战略确定后，各职能部门根据部门职能定位和承担的院级指标，按照院级战略规划的步骤和积累的经验开发部门级战略地图、平衡计分卡，并据此编制资源配置计划。需要说明的是，部门级的战略地图和平衡计分卡架构要与院级的保持一致，图、卡内容不仅要反映出该部门所承担的院级战略任务，还要反映出职能部门特定的战略挑战和战略选择。所有职能部门负责人逐一向医院领导和外请专家组成的审核小组进行汇报，审核小组主要从科室职能定位的准确度，目标的合理度和分解情况，衡量指标的科学度，目标值的公允度，方案的支撑度、经济性、可行性，现状分析的客观性，产出设定的挑战性，信息传递的协同性，预算的匹配度，是否有费用标准等几个方面来审核。在推行初期，医院组织多轮汇报会，既是审核编制结果的过程，也是上下反复沟通的过程。对于医务部、护理部、科研外事办等重点科室，审核小组重点关注，反复论证，给出建议，保证战略规划的有效性。图 6-13 和表 6-13 分别为医务部的战略地图与平衡计分卡。

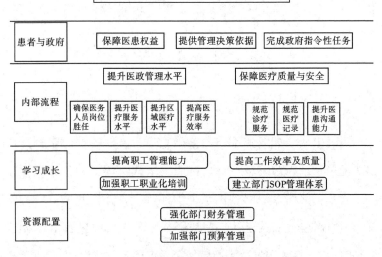

图 6-13   医务部战略地图

表6-13 医务部平衡计分卡

层面	战略主题	战略目标	指标	指标值
患者与政府	C1 提高服务价值	C11 保障医患权益	医患满意度（医疗质量）	90%
		C12 提供决策依据	医疗质控指标分析报告完成率	100%
		C13 完成政府指令性工作	政府指令性工作完成率	100%
内部流程	I1 提升医政管理水平	I11 确保医务人员岗位胜任	医师执业授权管理率	100%
			医疗技术临床应用管理率	100%
			三级医师岗位管理率	100%
		I12 提升医疗技术服务水平	医疗技术引进、提升项目数	20
		I13 提升医疗服务效率	平均住院日	11 天
			手术率	≥45%
		I14 提升区域医疗水平	政府指令性工作完成率	100%
	I2 保障医疗质量与安全	I21 规范诊疗服务	按照临床路径管理的出院患者比例	50%
			核心制度执行率	100%
			非计划手术率	≤1%
		I22 规范医疗文书	病历书写甲级率	≥90%
			病案首页填报合格率	≥80%
			甲级病案率	
			归档率	
		I23 提升医患沟通能力	知情同意合格率	≥80%

续表6-13

层面	战略主题	战略目标	指标	指标值
学习成长	L1 提高员工执业水平和管理能力	L11 加强职工职业化培训	医务部接受培训人次数	20
	L2 提高工作效率	L21 建立部门 SOP（标准作业程序）管理体系	SOP 覆盖率	≥30%
资源配置	R1 强化财务管理	R11 加强部门预算管理	预算项目执行率	≥90%

2017 年年底，医院以应用战略地图和平衡计分卡为契机，对预算编制进行了重构。按照"目标—衡量指标—目标值—行动方案—预算"的编制逻辑，在原有预算字典的基础上，医院在 HRP 系统中又建立了目标字典、指标字典和方案字典，让预算从仅关注事项和费用两个维度改进为关注目标、事项、费用三个维度，让每笔支出都有原因，都有需要达到的绩效。新的预算编制方法，打通了战略规划和日常运营的壁垒，使院级目标找到了落地路径。表6-14 为医务部基于科室的平衡计分卡和战略地图而编制的预算，充分表明了目标、事项、费用之间的逻辑关系。

表 6-14 医务部预算

区域医疗服务能力提升工程	预算项目	预算			产出	信息协同	
		金额/元	工作量/人	资金来源		信息来源	信息去向
1. 接受基层医院医师进修（政府指令性"515"计划） 常规性工作	医务部"515"行动计划	A	15	财政+医院	培训	卫健委	
现状:同普通进修管理							
改进措施:加强专科培训							
2. 实习生学习管理补贴发放 常规性工作	医务部实习带教费	B	200	运营	实习生学习管理档案		
现状:科室平均分配							
改进措施:按劳分配							
3. 长期进修人员 常规性工作	医务部进修生补助	C	50	医院	临床工作		

续表 6-14

区域医疗服务能力提升工程	预算						信息协同	
	预算项目	金额/元	工作量/个	资金来源	产出		信息来源	信息去向
现状:科室确认,无审核机制								
改进措施:能力考核,设置有上有下机制								
4.对口支援管理	常规性工作							
现状:帮扶队员在帮扶医院工作	对口支援差旅费	D	4	财政	工作总结		主管院长	
改进措施:加强人员管理,宣传帮扶成效								

续表 6-14

区域医疗服务能力提升工程		预算					信息协同	
	预算项目	金额/元	工作量/个	资金来源	产出	信息来源	信息去向
5. 安宁疗护试点病区建设	新开展项目	安宁疗护试点病区建设专项经费	E	1	财政	工作总结	安宁疗护病区	主管院长
目标:建立安宁疗护试点病区	医务部会议培训进修费	F	3					
5.1 建立延伸病房						工作记录		
5.2 组织家庭医护活动						工作记录		
5.3 安宁疗护试点总结						工作记录		

为了继续深化、推进医院战略管理工作，医院对预算管理工作再次进行了升级，提出了"分职能、分步骤、分类别"的科学化和精细化的支出预算编制原则，从而更好地保障了战略落地，也更好地发挥了合理资源配置的作用。

下面分别以信息中心和医生进修支出预算编制为例，进行说明。

（1）信息中心支出预算编制

信息中心支出预算编制流程如图6-14所示。

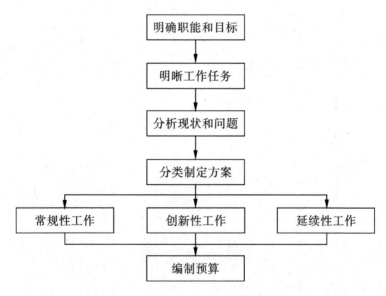

图6-14　信息中心支出预算编制流程

首先，明确职能和目标。信息中心的职能是——利用信息技术重构业务、运营和管理活动，工作目标是——建设成为省内顶尖、国内领先的智慧医院。

其次，明晰工作任务。为实现目标，需完成以下任务：临床信息化建设、运营信息化建设、信息基础建设和信息人才培养。

再次，分析现状和问题。信息中心通过对自身"家底"的盘查，整理出医院目前信息化存在的问题——信息功能比较全，但数字化、结构化、智能化程度不高；互联互通性差，亟待形成业务和数据的一体化；机房设备严重老化；信息人员能力不足等。

最后，分类制定方案。基于以上分析，按照常规性、创新性和延续性三类工作的特点，划分出各项工作的工作类别，按照相应的编制要求完成预算编制。表6-15、6-16、6-17分别展示了常规性工作、创新性工作和延续性工作各自的编制模式。

表6-15　信息人才培养——常规性工作预算编制

现状分析	人员年轻，学历结构合理，工作执行力较好。但专业认知局限，工作理念陈旧，惯性工作方式严重，缺乏管理意识和管理思维，运用信息技术进行服务的能力差，职能发挥有限
建设目标	打造一支"技术+管理+服务"复合型信息人才团队

续表 6-15

衡量指标	1.培训计划完成率；2.培训考核合格率；3.发表学术论文数量
目标值	1.100%；2.100%；3.≥10 篇
行动方案	1.参加学术会议和培训 预算项目：信息中心培训费；支出类型：酌量类 工作量：48 人次；预算金额：A 2.参加院内管理人员职业化培训 工作量：24 人×n 期（人次） 3.每周举办一次软件评估例会 工作量：50 期 4.举行 24 期信息大讲堂 工作量：24 期 5.举办年终述职及 PPT 制作大赛 预算项目：信息中心优秀职工奖励；支出类型：酌量类 工作量：15 项奖励；预算金额：B

表6-16 机房建设——创新性工作预算编制

现状分析	2011年建设，主机设备、核心交换设备、存储设备超期服役，机房整体步入故障高发期；机柜空间不足，用电负荷、空调制冷量已达到饱和，很难再扩容，无法满足业务增长
建设目标	充分考虑设备的延续、扩展、利旧，构建一个安全的、高可用性的整体机房，打造信息系统运行的"高速公路"
衡量指标	1.信息系统安全等级保护测评；2.核心设备在线率
目标值	1.三级；2. > 95%
行动方案	1.多方调研、充分论证，制定机房升级改造方案 2.进行中心机房基础设施、核心交换设备、存储系统和网络管理等改造 预算项目：机房服务器；支出类型：酌量类；工作量：C台；预算金额：D 预算项目：机房网络设备；支出类型：酌量类；工作量：E台；预算金额：F 预算项目：机房改造装修等其他支出；支出类型：酌量类；预算金额：G 3.开展信息系统安全等级保护评审工作，参照"三级"考核要求，针对问题和缺陷进一步分解、落实和改进 预算项目：信息系统等级评审费；支出类型：酌量类；工作量：H人次；预算金额：J
里程碑	4月，完成机房升级改造方案； 9月，完成机房改造； 12月，完成本年度等保测评，符合"三级"考核要求

表 6-17　信息系统维保——延续性工作预算编制

现状分析	1.信息设备、系统由多家供应商承担，服务碎片化，性价比不高 2.信息中心人员承担的维护联络任务过多，影响主要职能发挥
建设目标	在合理维保费前提下，保证医院各信息系统平稳持续运行，构造安全规范 IT 运维体系，从而为医院业务正常开展提供强有力的信息技术支持
衡量指标	1.核心设备在线率；2.事件解决率（需求、优化、故障等）；3.核心系统等保测评等级
目标值	1.≥95%；2.≥90%；3.三级
已完成	已投入资源：1.邀请院外专家评估医院信息系统现状并给出合理化建议，专家劳务费×元；2.财务人员与信息中心人员联合成立小组，进行市场调研 已带来产出：制定医院层面的《信息系统维保费测算办法》，明确给出维保费的组成，测算方法，维保人员级别与工作年限，维保的工作量，维保人员月工资待遇核定办法，以及维保费预算编制须提供的文档（维保服务方案、维保服务报告、维保服务验收评价报告等）

续表6-17

行动方案	1.将维保工作按照原供应商是否在施工延续维保期内和维保难度分类，制定不同的维保管理办法、供应商管理规范 2.基于全生命周期管理，制定每个项目的维保频次、质量标准、维保要求等 3.硬件运维：对硬件设备实现全生命周期维保及监控，落实巡检制度，保证硬件安全可控 预算项目：信息系统硬件维护费；支出类型：酌量类；预算金额：K 4.软件运维：对医院的应用系统进行优化、维保，落实备份和应急管理，提高应用的可靠性和稳定性 预算项目：信息系统软件维护费；支出类型：酌量类；预算金额：L 5.通过线下、线上的信息收集和反馈机制，适时调整运维管理方案和信息系统维保费测算办法
里程碑	3月底完成运维管理方案； 8月份完成所有信息系统全生命周期数据建档
绩效考核	1.引入维保服务商考核机制；2.扩大战略合作范围

从表6-16、6-17中可以看出，和创新性工作——机房建设相比，延续性工作——信息系统维保预算的编制，其现状分析更加透彻，项目目标更加明确，行动方案更加细化，同时清楚

地说明了已完成的情况，包括已投入的资源和已实现的产出。

（2）医生进修预算编制

进修管理本属于常规性工作，改进之前医务部的"任务（工作）""费用（支出）"两个维度，按照进修人次和费用标准进行进修预算编制。如表6-18所示。

表6-18　改进前医生进修预算编制

费用类别	会计科目	科室	预算项目	费用明细	工作量	定额标准	预算金额
项目支出	培训费	医务部	外派进修费用	进修费	12人	10 000元/人	120 000元

在这种编制模式下，职能部门主要履行了审批签字职责，未清晰地围绕进修管理目标实施包括工作分类、事前规划、事中管控、事后考核管理闭环，容易导致目标、计划和执行情况的脱节。

之后，河南省肿瘤医院按照"OMC"管理思维，对医生进修管理工作进行了重构，出台了《河南省肿瘤医院进修管理办法》，按照创新性工作管理要求制定了工作方案，并依据支出类别——酌量性支出的特点进行了预算编制。医务部将进修目标明确为——提升原有技术和学习新业务、新技术两大类，制定出翔实的、闭环的进修管理工作路径：收集进修申请—论证可行性—明确进修计划—遴选进修人员—签订进修协议书—按进修类别考核—发放进修补助—关注技术应用，每个环节都有明确的表单记录具体进修工作内容。通过"事前有目标、过程有记录、工作有制度、信息有反馈"的工作设计，有效提升了进修管理工作的精细化和科学化。

基于"目标（成效）""工作（任务）""费用（支出）"这三大要素及其之间的逻辑关系编制的进修管理工作方案表及预算如表 6-19 和 6-20 所示。

表6-19　医生进修管理工作方案

分类制定进修目标、目标值			
目标	1. 能力提升：拓宽知识视野，提高原有技术水平		
	2. 专题进修：引进、开展新业务、新技术		
指标	1. 进修计划完成率；2. 新业务、新技术开展个数		
指标值	1. 100%；2. M 个		
行动方案（PDCA）			
步骤	内容	形式	信息来源	信息去向
1	通告医院总体进修目标	通知	院办公会	临床科室
2	收集临床科室进修计划表	表单	临床科室	
3	进行可行性论证	调研、分析	考核小组	
4	遴选进修人员	通知	考核小组	临床科室
5	签订进修协议书	表单	考核小组	临床科室
6	跟踪进修学习情况	反馈表	进修医院	

续表 6-19

分类制定进修目标、目标值				
目标	1.能力提升：拓宽知识视野，提高原有技术水平			
	2.专题进修：引进、开展新业务、新技术			
指标	1.进修计划完成率；2.新业务、新技术开展个数			
指标值	1.100％；2.M个			
行动方案（PDCA）				
步骤	内容	形式	信息来源	信息去向
7	根据进修类别，分别进行考核	组织4次考核，填写考核表	考核小组	人力资源部、规划财务部、临床科室
8	发放进修补助	进修补助	规划财务部	进修人员
9	关注学习应用及科研情况	收集数据工作报告信息系统	考核小组	科研外事办

表6-20 改进之后医生进修预算

进修类别	申请人数	论证后人数	进修医院	进修时长	进修费、食宿费		进修补助		预算金额
					标准	金额	标准	金额	
提升原有技术	49人	43人	北上广三甲医院	6个月	0.47万元/人/月	140万元	1万元/人/月	300万元	440万元
学习新业务、新技术	11人	7人							

　　河南省肿瘤医院28个职能部门遵循"OMC"管理思维，基于科室职能和目标，将工作分类、支出分类，紧扣"目标（成效）""工作（任务）""费用（支出）"三大要素，按层次有序推动、按职能归口管理、按类别精准施策，对医院战略目标的实现起到了良好的支撑作用。

第七章 战略执行与控制

月光洒下，如轻纱般将万物覆盖。透过树叶间的缝隙，点点银光洒落在 A 先生的面庞："我明白了，战略规划就是事先的工作计划。但是在具体实施过程中，往往会出现一些节外生枝的事情。"

"是的，这是不可避免的，所以我们在战略执行的过程中，也需要一些具体的办法，这些办法可以保证我们不出差错，顺利地完成既定目标。"B 教授说。

第一节　战略执行

一、战略执行概述

当战略规划完毕后，就要将战略付诸实践。公立医院战略执行阶段就是战略管理全过程中一个具体的行动阶段，因此这一阶段相比战略制定和规划更为重要。战略的执行往往是一个自上而下的动态控制和管理的过程。所谓"自上而下"，主要是指战略目标在公立医院的最高层达成共识之后，再向中下层进行传达，并在各种工作中都能够得到有效的分解和落实。所谓的"动态"，主要是指在战略实施和执行的整个过程中，我们往往都会经过"分析—决策—执行—反馈—再分析—再决策—再执行"这种持续的循环过程，才能保证战略目标的实现。

二、战略执行的任务

虽然不同公立医院的战略执行过程千差万别，但都离不开以下八项基本任务。

一是建立一个富有竞争力、创造力和高效运作的公立医院组织。

二是建立预算管理体系，在整个价值链活动中，合理的预算对战略的成功起到重要作用。

三是制定支持公立医院战略的政策和程序。

四是对价值链活动进行调整，并不断提高其运行水平。

五是建立信息、交流和运营系统，使公立医院职工在日常工作中能顺利地完成战略任务。

六是建立合理的激励机制，将公立医院战略实施绩效体现在薪酬体系中。

七是创立与战略相匹配的工作环境和医院文化。

八是发挥实施战略所需的内部领导作用，不断提高战略实施水平。

三、构建战略执行体系

战略执行体系一般包括：数据收集、运营反馈、方案改进和机制保障。

（一）数据收集

数据收集就是关注每月和每季度的战略进度完成情况，例如院级战略指标和部门级战略指标的目标值达成情况、行动方案完成情况、产出情况、协同情况和预算执行情况。数据由医院各战略执行部门进行收集，每月上交医院战略管理办公室进行汇总整理。在战略执行中涉及复杂的数据收集、处理和汇总分析，具体操作中要针对实际情况对信息的及时性、有效性和准确性进行验证，这是战略执行中的发展要求和重要参考。因此，战略管理在公立医院的战略执行实践中要想进一步发展，必须做到有数据平台的信息支撑。在整合现有数据的基础上，针对公立医院自身的特征开发符合其需求的战略信息管理系统，以云计算、大数据技术为依托进行开发，建立公立医院价值链层面的集成数据库，从而为战略的顺利执行保驾护航。

公立医院应将数据分析作为实现战略管理数字化、多元化的利器，强化数据治理，完善数据整体构建，盘活数据资源，保障数据质量，不断为公立医院管理人员提供战略执行的数据参考，丰富管理者的决策信息。在成本、预算等角度完善战略执行，对医院发展的关键性指标和战略管理效果进行实时量化分析。坚持把数据收集作为未来市场的核心战略资源，依靠数据发现问题、分析问题、解决问题，培养数字思维，增强数据洞察能力，真正用数据推动战略执行。如表7-1所示。

表7-1　战略数据收集

指标	总个数	完成度			
		100%	90%～100%	80%～90%	……
行动方案	总个数	完成度			
		100%	90%～100%	80%～90%	……
预算执行	部门个数	执行率			
		100%	90%～100%	80%～90%	……

（二）运营反馈

1. 目标和方案反馈

有效的数据是医院战略活动的晴雨表和仪表盘。目标有没有偏离、预定方案是否有效实施，运营数据都会有所呈现。因此，当数据收集完成后，战略执行部门要认真分析这些数据，关注异常信息，沿着运营路径层层深挖，洞察问题所在。医院层面每月需要召开运营反馈会议，由战略执行部门汇报执行中存在的问题，进行原因分析以及实行改进措施。

在运营反馈中，一个重要的内容是如何向所有受影响的利益相关者传达战略进展，战略执行团队之间的沟通显然是至关重要的，即使是内部运行良好的项目，在个人糟糕的沟通情况下，项目也可能会失败。交流可以采用频繁更新状态的形式，让人们知道项目进展情况。随着阶段性目标的实现，确保再次提醒利益相关者为什么这个特定的阶段性目标是重要的，以及一旦项目完全实现，它将意味着什么。

随着计划的展开，应规定时间对战略执行进行再反馈，并对原方案做出调整，这将推进那些被委派负责执行的人保证战略建议得到执行。正如公立医院管理者期望的阶段性目标反馈报告一样，项目本身也必须有持续监控的绩效目标，需要进行运营反馈，包括在执行方案完成后对业绩的详细评估，以便最大限度地进行组织学习。此外，还需要对战略进行过程反馈。过程反馈关注每个利益相关者，为了达到预期结果而应该进行活动，这样就灌输给职工一种责任感。正如医院希望在实施过程中建立问责制一样，并希望在实施后组织中能产生一种持续的主人翁意识和责任意识。这不仅有助于确保组织不会退回到之前的状态，而且会为将来的工作改进奠定基础。如表 7-2 所示。

表7-2　目标和方案反馈

序号	战略事项	责任领导	责任部门	目标完成情况			工作推进情况		
				衡量指标	目标值	完成值	工作完成率	取得成果	存在问题及改进措施

2. 预算反馈

针对公立医院战略管理中的预算管理工作展开考核反馈时，应该建立高效实用、可行可靠的预算管理反馈评价指标和评价标准，要具有科学性、严谨性、合理性，并通过其有效地指导来年预算编制工作，这是公立医院预算反馈的难点和重点。在进行预算绩效反馈指标筛选时需要注意，选取的指标必须和医院的整体战略发展方向相契合，同时需要具备易操作性、可比性等特点。在预算控制的过程中，各部门要相互协调配合，及时发现和调整存在的问题，根据相应的会议总结及报告进行预算反馈。因此，可以联系平衡计分卡（BSC）法以及关键绩效指标（KPI）法的理论，从公立医院的实际情况入手，针对预算绩效反馈体系标准设定几个核心指标，并建立完善的预算绩效反馈体系。完善的战略预算绩效反馈标准既要兼顾财务数据和非财务数据，又要考量医院的长远战略目标和短期战略目标，以期适应医院的整体发展规划要求。

（三）方案改进

战略管理办公室和协同科室，要对执行部门提交的运营反馈表进行点评并及时给予调整建议，再上报战略管理委员会进行审核，然后各科室依据建议进行方案改进。新方案实施之后，医院需要认真跟踪实施过程和结果，对于不够完善的地方，进行督导优化，直到完全达到预期目标。

（四）保障机制

为了保障战略的顺利执行，公立医院应该建立相应的组织、制度、财务、人才、文化、信息化等保障机制，促进战略目标的落地。如图 7-1 所示。

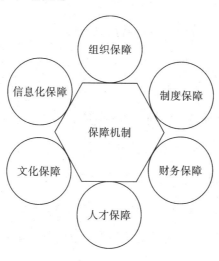

图 7-1 保障机制

1.组织保障

在战略执行中，组织架构是战略实施的重要保障，组织架构与战略的匹配程度将在一定程度上影响战略的执行效果，进而影响公立医院的运行效益。钱德勒在《战略与结构》一书中指出组织架构要顺应战略管理，即组织架构要根据外部环境去调整并为战略管理提供保障。组织保障是实现战略保障的重要环节之一。因此，可以建立"战略管理委员会—战略管理办公室—战略管理基层单元"的组织体系，并在此基础上增设战略管理咨询委员会。其中战略管理委员会是战略管理的决策机构，由医院班子组成，书记、院长任组长，总会计师任常务副组长，其他班子成员为副组长。委员会主要负责审议战略管理相关制度、政策、程序，审议年度战略草案及战略调整方案，定期听取战略执行情况分析报告，解决战略管理中的重大问题。战略管理办公室设在战略管理部门或财务部，成员由关键职能部门主任组成，负责拟定医院战略管理制度、政策和程序等，以及战略管理相关准备、指导、审核、汇总、执行监控、分析考核等日常工作。战略管理基层单元是医院的基层战略管理机构，负责本部门战略的规划、执行、分析、控制、评价及其他相关工作。战略咨询委员会的委员由医院内部委员及外部委员组成，内部委员主要由本单位长期从事战略管理研究的科室主任担任，外部委员主要由来自相关协会、学会、政府部门专家以及高校管理学院教授组成，为医院战略管理提供咨询建议。具体如图7-2所示。

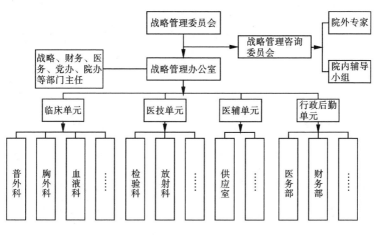

图7-2 战略管理组织架构

2.制度保障

公立医院需要建立起完善的制度管理措施来保障战略管理的顺利进行，单纯依靠医院管理者的个人管理很难实现整体的同步并快速发展。因此，需要一套切实可行的标准化制度用于监督并完善内部管理，为战略执行保驾护航。完善的医院制度在医院各个方面都能提供标准和规范。一旦医院在战略发展中出现复杂问题和风险情况，它能提供最为基本、准确的评判标准，能够提升处理事情的准确性和成功率，实现战略执行中的规范化和科学化。在医院战略管理的具体执行中，尤其需要注意对职工的激励和惩罚措施,权责分明、奖惩有度的制度可以提高内部管理效率,为战略执行提供基础保障。

3.财务保障

医院在战略选择、指导和执行过程中,要正确处理好医院总体战略和财务间的关系,将财务战略与总体战略相匹配,使之作为战略管理的有效保障,两者要相互协调相互融合,才能体现财务战略的生命力,更好地为医院战略管理服务。制定科学的财务政策,使其与战略目标相匹配,处理好公立医院战略的共性以及财务保障的个性,协调不同利益主体财务目标的矛盾,以抵御、回避并转化战略风险,保障战略管理的有效实行。财务保障作为公立医院的行动支撑,涉及医院管理的方方面面,需要根据医院战略目标和现实情况自主选择,并配合医院的经营管理,规范医院财务活动,提高医院财务效率,为战略管理提供保障。

4.人才保障

公立医院可以成立专门的战略管理小组,将战略管理工作从其他科室独立出来,以全面发挥医院战略管理职能。此外,医院应当聘请专业的战略管理专家讲述战略管理的概念,辅导战略管理的执行,培养战略管理的专能人才,将先进的理论和科学的方法与工具应用其中,不断地更新知识内容以更好地推进医院的战略管理工作。有效开发、合理配置和充分利用人力资源是实现战略管理顺利进行的重要支撑，全方位开发医院内部人力资源，赢得职工满意度与忠诚，这样才能为医院的战略管理提供人才保障。医护人员作为一个特殊的职业，关乎人民群众的身体健康，应为各科室引进高端人才，以满足医院的战略发展需要，并给予个人成长提供空间，为医院战略管理提供长期保障。

5. 文化保障

医院文化是公立医院的灵魂，是医院发展的不竭动力和源泉，也是整个医院品牌体现价值能力的底蕴来源。医院文化的核心是医院精神和价值观，这是战略管理的又一重要保障。医院文化要注重以人为本，提升医院职工的积极性和主动性，培育主人翁意识，形成内在驱动力，以医院价值观和道德观加强医院的向心力和凝聚力，努力塑造具有区域特色的公立医院文化。医院赋权、分权于职工，从职工角度将要承担战略目标责任，从整体出发优化战略执行，积极营造医院的"执行文化"，提高医院职工的责任心和执行力。重视医院文化的营造有利于对战略目标进行有序的考核，医院文化的缺失往往不利于战略目标考核的开展，无法发挥对医务人员的激励作用。因此也应进一步完善相关制度，根据考核结果准确定位医院人员能力，积极引导文化保障，助力公立医院战略管理的开展。

6.信息化保障

战略管理是应对复杂且多变内外部环境的有效手段，全面、及时、准确掌握内外部环境的变化，离不开信息化的支持。首先，信息化能够为院领导决策提供依据，增强院领导战略决策质量和效率。其次，医院的信息化管理作为实现人、财、物于一体的资源整合管理，能够提高医院的整体运行效率，增强对环境变化的反应能力，实现敏捷指挥和严密控制，以纠正战略目标的偏移，为战略的规划、实施和评价提供强有力的支撑。

第二节　战略控制

一、战略评价与奖惩

（一）战略实施结果评价

战略管理决策具有重要而持久的影响。战略执行的控制反馈，可以保证医院战略沿着既定的路线发展下去，但公立医院若是一开始就制定了错误的路线会导致严重的后果，因此需要年终对战略进行整体评价。战略评价对于公立医院的正常运转利益攸关，如果可以及时准确地发现问题并调整就能充分发挥战略评价的价值。

充分而及时地反馈是有效开展战略评价的基石。在一定程度上，战略评价的质量取决于信息收集的质量。上层管理者施加的压力，可能引发基层管理者修改数据的情况出现，这是因为战略评价是一项复杂而敏感的任务，没有人愿意接受过于严格的评价，过度的战略评价可能导致成本升高，降低生产效率。管理者越尝试评价他人的行为，反而控制权越小，但评价太少又会导致更严重的问题。因此，战略评价对于确保目标的实现十分必要。在许多公立医院中，战略评价仅仅是评价公立医院绩效如何，公立医院的资产是否增加，成本是否下降，患者群体是否扩大，利润率是否提升等。公立医院认为只要这些指标完成了，他们的战略就是正确的。虽然，战略或者战略制定者可能是正确的，但是这种逻辑有误导作用。因为战略评价同时针对短期和长期，通常战略不会影响短期的运营结果，直到需要做出改变时才发现，就为时已晚。由此，不可能证明某一战略是最有效的，或者保证它一定有效，却能评价它是否存在严重缺点。

理查德·鲁梅尔特（Richard Rumelt）提出了战略评价的三个准则：协调性、可行性和优越性。可行性主要基于内部分析，协调性和优越性主要基于外部分析，公立医院的战略评价也同样适用。①协调性是指战略制定者在评价战略时，既要考察个体趋势，又要探究组合趋势。战略是为适应外部环境变化的一种内在响应，制定战略时将公立医院关键内部因素和外部因素匹配的一个难点在于，大多数趋势是其他趋势交互作用的结果。②可行性指不能过度利用现有资源，也不能造成无法解决的派生问题。战略最终检验的是可行性，即该战略能否在公立医院人力、物力和财力许可的范围内实施。评价战略时，应该检验公立医院过去的经历是否能够证明，它有相应的能力、胜任力、技能和人才来执行给定的战略。③优越性即公立医院的战略必须创造和保持其某一方面的竞争优势。通常，竞争优势来自三方面：资源、技能和地位。

战略评价之所以重要，是因为公立医院面临的动态环境以及关键的内部环境因素经常发生变化。随着时间的推移，环境复杂性极大增加，准确预测未来将变得更加困难，由于不确定性因素的日益增多，再好的计划也在迅速过时，因此有必要通过评价来及时校正。

（二）战略业绩奖惩

最终要将战略评价结果作为医院科室和个人业绩评估的一部分，建立相应的奖惩机制。战略管理需要全体医院职工和各个科室的努力，将战略结果与业绩评价挂钩，能够促使职工将工作重点放在实现医院战略目标上，保障公立医院战略管理的有效进行。在战略规划阶段，已经将医院战略目标层层分离，逐步划分为科室战略目标、团队战略目标和个人战略目标，要据此挑选合理的指标，对科室和个人进行战略业绩评估，例如目标值达成情况、行动方案完成情况、产出情况、协同情况、预算执行情况等。在战略评估初期，医院应该转变原有的传统绩效考核方式，树立以激励为主，以惩罚为辅的观念，不断探索出适合本单位的管理模式。

此外，得益于长期不断的战略管理理论研究和社会实践经验的支持，越来越多的管理工具可用于公立医院的战略评价和业绩评估。在精益求精的思想指导下，公立医院想要建立科学化的战略评价体系，就必须合理化、灵活化运用各种现代管理手段。首先，公立医院必须合理运用适合自己的 KPI 评价体系。战略业绩评估是战略评价体系的重要组成部分，可以充分反映公立医院职工在一定阶段的工作状态、工作效率和战略目标的实现情况。将 KPI 评价体系应用于战略业绩评估，可以清楚地发现影响各部门绩效水平的因素，这是衡量医院职工绩效的关键指标，从而抓住战略业绩评估的核心和重点。此外，战略业绩评估后，相关部门也可以以 KPI 的实际结果为标准，对职工实施有效的管理，从而提高职工自身能力。通过采取技能培训、素质教育、双向激励等措施，为 KPI 目标乃至医院整体战略业绩评估的达成夯实人才基础。其次，利用好平衡计分卡。平衡计分卡主张综合考虑财务、内部和外部因素，从四个方面入手，确立与战略目标相关的战略业绩评估指标。将平衡计分卡应用于战略业绩评估的构建，可以改变医院流程的局限思维，通过综合评价方法，促进公立医院均衡地经营发展。同时，在应用平衡计分卡工具时，医院对各项绩效指标、管理模块的处理方式也需要做出针对性调整。

二、战略复盘与调整

战略评价是对战略结果的整体回顾，但年终时仍需要对战略进行整体复盘与调整，以达到控制的目的，形成完整的战略闭环。

（一）战略复盘的步骤

战略复盘一般包括回顾、评估、分析、总结四个步骤。

回顾就是对本年度战略目标、指标、行动方案、预算等过程进行描述，构建战略复盘时所需要的"基本盘"。评估就是对以上复盘内容进行评价，与战略评价只关注结果不同，复盘中的评估还要去关注目标、行动方案和预算制定的合理性。分析就是针对以上评估结果，找到战略问题，进行真正原因的解析。总结就是对以上复盘环节进行整体总结，沉淀规律，明确下一步计划，并形成文字性材料，为战略调整做好准备。

（二）战略调整的原因

公立医院发展战略必须同医院的内外环境保持一致。如果公立医院战略经过复盘评估，确定目前的战略不再适用于公立医院的发展，那么就需要对战略进行调整。战略调整是指组织从目前状态转变为未来理想情景而增加竞争优势的活动。战略调整是任何组织都无法避免的客观规律。在公立医院发展的过程中没有真正的稳定，这仅仅是公立医院内部各因素达到的一种表面上的动态平衡。因此，公立医院管理者要有魄力、有信心把每一次战略调整看成一次机会的来临和自身实力的提升。当错失战略机遇、战略制定过于保守、战略规划针对性较差、战略执行不到位或战略保障措施未能实现时，医院要积极动态调整战略规划，从而保障战略的有效性。

公立医院要想在现如今高竞争力的医疗环境中进一步发展，就必须及时地根据患者需求与医院内外部环境的变化调整自身的经营方向和发展战略，若固守老一套的做法，很可能导致战略的失败。战略调整是公立医院实施战略管理的延续，是公立医院的战略为适应内外部条件变化所做的调整。公立医院战略调整的必要性来自两个方面：一方面是公立医院战略环境的变化，另一方面是公立医院战略未落实导致的战略失效。

（三）战略调整的过程

如果经过战略复盘，现行战略符合组织的发展，则没有进行战略调整的必要，但是随着公立医院外部环境的变化和公立医院的不断成长，必然有战略调整的需求。仅仅有需求也不一定必然导致战略调整，这是因为在公立医院中还存在战略调整的阻力，具体而言有以下两个方面：一是公立医院所处的内部环境中产生的固定的思维模式、人为因素、传统经营方式的阻力等；二是公立医院的外部环境也会阻碍公立医院的战略调整，公立医院要进行战略调整，需克服以上两种阻力。此外，公立医院战略调整还涉及时机、方式、策略和模式的选择，这要求医院根据具体情况进行综合判断。最后，公立医院实施战略调整，并对战略调整过程进行控制，达到战略调整的目的。公立医院的战略调整是一个循环过程，由此使公立医院战略符合发展的实际需求，推动公立医院不断发展。综上，公立医院战略调整过程一般包括下述几个阶段：①公立医院战略调整的必要性分析；②公立医院战略调整的阻碍力量分析；③公立医院战略调整的时机选择；④公立医院战略调整的方式、策略、模式选择；⑤公立医院战略调整的实施与控制。

第三节　案例

各公立医院为了能够持续健康地发展，都需要长远规划和确定需要完成的战略目标；再分解到各个部门和所有职工手中，让每一个职工都知道今年该做什么，应该完成什么指标；然后，在战略执行与控制过程中，通过评价考核去检视医院战略目标的完成情况。并查明差异原因，找出解决办法，只有这样，公立医院的战略目标才能实现。

为了保证战略执行的顺利进行，河南省肿瘤医院按月度和季度召开运营及战略回顾会，领导团队和执行团队一同回顾战略的进程，利用医院战略地图和平衡计分卡进行战略控制。回顾会上，各职能科室负责人向审核小组详细汇报牵头的院级指标和部门级战略指标的目标达成情况、行动方案完成情况、产出情况、协同情况、预算执行情况，以及战略执行中存在的问题、原因和改进措施。审核小组和协同科室进行点评并给予调整建议。表7-3 依次列示了具体指标、行动方案和预算执行情况分析。表7-4 列示了河南省肿瘤医院平衡计分卡。

表 7-3　指标、行动方案和预算执行情况

目标	总数	完成度								
		100%	90% ~ 100%	80% ~ 90%	70% ~ 80%	60% ~ 70%	50% ~ 60%	30% ~ 50%	0 ~ 30%	0（未启动）
具体指标	272	124	30	19	20	15	20	16	9	19
行动方案	160	53	15	20	14	17	10	11	7	13
预算执行	28	2	3	1	5	3	5	5	2	2

表7-4　河南省肿瘤医院平衡计分卡

层面	战略主题	战略目标	战略指标(25个)	目标值	2020年完成值	完成情况
患者与政府	患者首选,政府满意	提高患者满意度	患者满意度(细化四个层级)	93%~96%	86.75%	未达
			首诊患者增长率	4.80%	-17.70%	未达
		提高医院影响力	高峰学科排名(以复旦版排名为据)	14/13	21	未达
			三级公立医院绩效考核排名	9	9	符合
内部流程	提升医疗服务能力	扩大医疗服务容量	内科楼、东区分院建设和院区并购完成进度	90%以上	内科楼建设完成30%,东区分院建设完成29%	未达
		提高医疗质量	医院全面质量管理体系构建完备度(组织架构,质控板块,管理制度)	50%	90%	超出
		提高医疗效率	平均住院日	10天	9.3天	超出

续表 7-4

层面	战略主题	战略目标	战略指标（25 个）	目标值	2020 年完成值	完成情况
内部流程	提升医疗服务能力	提高患者就医体验	优化、重构院内服务流程数	8 个	8 个	符合
			特色诊疗（MDT/ERAS）模式开展量或覆盖率	1 500 例	3 000 例	超出
				100%	90%	未达
	提升科研能力	加强基础研究	基础实验平台完备度	80%	30%	未达
			国家自然科学基金获批数	10	7	未达
		加强临床研究	高质量临床试验项目数量	30	67	超出
			标志性临床试验成果产出比	18	20	超出
	提升教学能力	提升教学质量	学生发表高质量文章占比	1.5	1.1	未达
			中长期进修人次	330	165	未达
	加强疾病防控能力	加强肿瘤防控能力	全省早诊早治和肿瘤监测人群覆盖率	70%	65%	未达
	加强医院管理能力	加强管理人员执行力	重点事项督办率	90%	100%	超出

续表 7-4

层面	战略主题	战略目标	战略指标(25 个)	目标值	2020 年完成值	完成情况
学习成长	人力资源匹配度	引进核心人才	引进学科带头人数	1	2	超出
			博士占比	24%	24%	符合
	信息资源匹配度	加强医院信息化建设	电子病历系统应用水平分级评价 5 级	50%	51.60%	超出
	组织资源匹配度	加强文化引领	核心文化知晓率	75%	80%	超出
资源配置		深化绩效改革	人均绩效占人均有效收入比例	38%	33%	未达
	加强各方资源调配	加大医院设备投入效率	百元医疗设备收入	诊断 CT 类：180……	按设备分类管理：诊断 CT 类：116.17……	未达
			设备投入产出比	诊断 CT 类：170……	按设备分类管理：诊断 CT 类：119.41%……	未达
		加强医院运维保障	重大设备巡检率	100%	65%	未达

另外，医院每年定时召开年度战略复盘会。年度战略复盘会，除了关注月度和季度的执行情况，还需要对整个战略目标和整个战略流程进行评价，并根据现实环境的变化和实际执行情况，调整改进战略，以达到对医院战略持续监控和优化的作用。通过这种及时的监控和深入的督导，有力确保了各部门不偏离战略的轨道，协同推进医院战略按计划逐步落实。

同时，医院每年年末利用战略地图对部门承担的战略指标进行评价。医院综合目标管理委员会根据院级和各部门的战略地图、平衡计分卡，修订各部门的综合目标责任书，摒弃大部分与战略目标实现未关联、无法量化考核的指标，以期更加精练、聚焦，对准实现医院战略目标的关键。新的综合目标责任书，还明示出目标值和实现目标的里程碑，充分体现出战略的导向性和对目标实现的有效考核、激励。职能科室采用是否履行管理职责、实现管理目标为核心建立考核指标体系，临床和医技科室采用以业务完成的量、质、效和创新力、持续力为核心建立考核指标体系，最终将考核结果与奖惩挂钩。如表 7-5 所示。

表7-5 部门综合目标责任

20××年×部门综合目标						
战略地图	指标	考核内容	分值	考核方法	得分	责任班组	分管主任
院级5分指标	业务收入增长率	业务收入增长率不超过10%		查看财务报表，未完成不得分			
	百元收入成本	百元收入成本不超过97元		查看财务报表，未完成不得分			
院级3分指标	患者满意度	按照收费服务"三规范"和"一评一淘汰"制度，落实服务评价考核和服务之星评选		查看相关资料，未评估不得分			
	安全生产	盘点表，银行余额调节表		账实是否相符，不相符不得分			
	导师数量	预算执行率		预算执行率高于95%，低于95%不得分			
	国家级课题成果数量						
	管理指标信息化率						

结　语

　　"原来如此!"A先生兴奋地说道,"这样一来战略管理就形成了一个闭环,我现在对实施战略管理充满了信心!"

　　"是啊,现在的确是这样的,可谁知道未来又会怎样呢?"B教授望着窗外的千玺广场陷入了沉思……

一、战略重视程度加强

随着医院面临的外部环境更加复杂、模糊、易变，在资源有限的情况下如何应对外部环境的不确定性，从而助力医院实现最优配置显得尤为重要。战略管理的引入，可以帮助公立医院在持续加剧的竞争中识别风险，抓住机遇，明确自身定位，最终实现发展目标。因此医院对战略管理的重视程度会加强，战略管理的地位会越来越重要，未来医院领导的战略意识会加速觉醒。

二、战略实施范围扩大

未来，行业和组织的边界会日趋模糊，医疗行业、公立医院也是如此，而为之服务的战略管理也将突破原有的边界，不只局限于当前的主体、空间、服务和模式等。首先是物理空间范围的扩大，之前医院的战略管理关注的空间范围可能主要是本地区的竞争环境，而随着交通、信息技术的不断发展，今后医院战略管理需要关注全国甚至全世界的竞争环境。其次是不同于现在局限于关注医院本身，未来战略管理主体空间范围将有所扩大，由单一主体的战略管理转为价值群体的战略管理，这个价值群体可能是医院间的联盟，也可能是与价值链条上的组织或个体共同形成的价值体系。

三、医院战略更加关注患者价值

以往的战略管理将医院作为主体，将提供的医疗服务当作半径圈定一定范围内的患者。而未来战略管理所站的角度是患者价值，一切以患者为中心，将患者价值当作半径，并不断向外扩展吸纳患者。

四、医院战略更加强调战略柔性

VUCA（volatility 波动性，uncertainty 不确定性，complexity 复杂性，ambiguity 模糊性）时代，唯一不变的就是变化本身。未来随着知识经济崛起，全球医疗产业格局逐渐形成，医疗领域新业务、新技术更迭速度加快，医院竞争新形势加速形成和变化，会促使医院战略不断调整，这也要求战略必须具备柔性。一是为了应对以上外部环境变化的冲击，及时准确掌握调整的方向、力度和速度；二是为了保持原有的竞争优势，抵消不确定性带来的威胁。

五、战略选择持续沉淀

在之前的章节，编者结合医院功能定位、政策背景、市场环境等变量，提出了公立医院战略选择类型：技术领先战略、服务领先战略、研究领先战略。而随着外部环境的不断变化和医院的不断发展，战略选择也将会持续沉淀，并不断地分化、整合，呈现多元化、个性化的特点。

六、战略与运营无缝对接

未来医院战略与运营的边界将进一步模糊，战略运营化、运营战略化将成为医院管理的常态。战略运营化是指战略落地实现的过程，即目标—目标分解—衡量指标—行动方案—资源配置，将成为医院运营常态化的一部分。运营战略化是指在医院日程运营的过程中，时常关注战略目标的完成情况，通过周期性复盘查看战略差距，调整运营事项，实现战略与运营的无缝对接。

七、数字化技术的应用不断加大

医院数字化建设有智能决策、智慧运营和智能管控三大功能，能够提升院领导战略决策质量，提高医院整体运行效率，增强对环境变化的反应，实现敏捷指挥和严密控制。未来医院的战略管理过程会加大数字化技术的应用，为战略的规划、实施和评价提供强有力的支撑或成为战略选择的一部分。

参考文献

［1］卞卫英. 公立医院全面预算管理路径与实现 ［J］. 山东社会科学, 2020 (11)：139-143.

［2］蔡进, 谭剑, 康静. 基于波士顿矩阵的公立医院科室业务发展战略研究 ［J］. 医学与社会, 2019, 32 (5)：47-51.

［3］陈建校. 企业战略管理理论的发展脉络与流派述评 ［J］. 学术交流, 2009 (4)：75-79.

［4］陈劲, 曲冠楠, 王璐瑶. 基于系统整合观的战略管理新框架 ［J］. 经济管理, 2019 (7)：5-19.

［5］戴维. 战略管理：概念与案例：第 13 版：全球版 ［M］. 徐飞, 译. 北京：中国人民大学出版社, 2012.

［6］顾海, 吴迪, 韩光曙, 等. 我国区域远程会诊服务平台构建研究 ［J］. 中国卫生政策研究, 2019, 12 (7)：65-69.

［7］桂克全. 解密华西 ［M］. 北京：光明日报出版社, 2014.

［8］国家统计局. 中华人民共和国 2019 年国民经济和社会发展统计公报 ［M］. 北京：中国统计出版社, 2020.

［9］韩斌斌. 基于 OMC 管理思维的支出预算编制：以河南省肿瘤医院为例 ［J］. 会计之友, 2018 (14)：2-5.

［10］刘俊勇, 安娜, 韩斌斌. 公立医院平衡计分卡的构建：以

河南省肿瘤医院为例［J］. 会计之友, 2019（9）：87 -
96.

［11］韩斌斌, 李宗泽. 战略管理：推进医院管理创新［J］. 新
理财, 2020（5）：41-44.

［12］韩斌斌, 王颖颖, 李宗泽. 公立医院细化支出预算编制的
实践探索：以河南省肿瘤医院为例［J］. 会计之友, 2019
（23）：111-117.

［13］明茨伯格, 阿尔斯特兰德, 兰佩尔. 战略历程：纵览战略
管理学派［M］. 刘瑞红, 徐佳宾, 郭武文, 译. 北京：
机械工业出版社, 2002.

［14］明茨伯格, 兰佩尔, 奎因, 等. 战略过程：概念、情境、
案例：第4版［M］. 徐二明, 译. 北京：中国人民大学
出版社, 2014.

［15］黄美良, 雷震, 黄峰, 等. 我院推进战略管理的思考和探
索［J］. 中华医院管理杂志, 2013, 29（12）：944-946.

［16］阚全程. PDCA 循环在医院战略管理中的运用［J］. 中国
医院管理, 2009, 29（8）：47-49.

［17］蓝海林. 企业战略管理：承诺、决策和行动［J］. 管理学
报, 2015, 12（5）：664-667, 678.

［18］李强, 石红红, 赵颖奇, 等. 基于产业价值链的企业战略
评价［J］. 山西财经大学学报, 2009, 31（1）：56-57.

[19] 李亚龙. 战略执行研究述评与展望 [J]. 经济问题探索, 2013 (2)：171-177.

[20] 李宗泽. 行动学习法在战略规划中的应用 [J]. 新理财, 2021 (Z1)：77-79.

[21] 刘勇. 实施医院战略管理是构建核心竞争力的关键 [J]. 中国卫生事业管理, 2008 (2)：91-92.

[22] 卡普兰, 诺顿. 平衡计分卡战略实践 [M]. 上海博意门咨询有限公司, 译. 北京：中国人民大学出版社, 2009.

[23] 马浩. 战略管理学 50 年：发展脉络与主导范式 [J]. 外国经济与管理, 2017, 39 (7)：15-32.

[24] 马浩. 战略管理研究：40 年纵览 [J]. 外国经济与管理, 2019, 41 (12)：19-49.

[25] 希特, 爱尔兰, 霍斯基森, 等. 战略管理：概念与案例：第 10 版 [M]. 刘刚, 吕文静, 雷云, 等译. 北京：中国人民大学出版社, 2012.

[26] 波特. 竞争战略 [M]. 陈小悦, 译. 北京：华夏出版社, 1997.

[27] 蒲建, 刘勇, 罗治彬. 五级医疗质控体系的初步建立与应用体会 [J]. 重庆医学, 2013, 42 (16)：1908-1910.

[28] 任毅, 黄燕, 李江峰, 等. 我国医院战略成本管理框架体系的构建与分析 [J]. 中国医院管理, 2020, 40 (8)：

46-49.

[29] 石盛林，黄芳. 战略管理认知学派研究综述 ［J］. 科技进步与对策，2017，34（6）：156-160.

[30] 谭力文，丁靖坤. 21 世纪以来战略管理理论的前沿与演进：基于 SMJ（2001—2012）文献的科学计量分析 ［J］. 南开管理评论，2014，17（2）：84-94，106.

[31] 王纪平，梁立. 县乡医疗集团内控体系的路径 ［J］. 山西财经大学学报，2019，41（A2）：77-78，90.

[32] 汪涛，万健坚. 西方战略管理理论的发展历程、演进规律及未来趋势 ［J］. 外国经济与管理，2002，24（3）：7-12.

[33] 王延军. 论研究型医院的内涵、特征和建设路径 ［J］. 解放军医院管理杂志，2011，18（5）：403-406.

[34] 魏江，邬爱其，彭雪蓉. 中国战略管理研究：情境问题与理论前沿 ［J］. 管理世界，2014（12）：167-171.

[35] 吴金希，彭锐. 企业战略管理：理论、模型与案例 ［M］. 上海：华东师范大学出版社，2010.

[36] 吴晓云，张峰，陈怀超. 基于战略执行的营销标准化战略对服务性跨国公司绩效的影响 ［J］. 管理世界，2010（6）：98-108.

[37] 武常岐. 中国战略管理学研究的发展述评 ［J］. 南开管理

评论，2010，13（6）：25-40.

[38] 希尔，琼斯. 战略管理：第 7 版：翻译版［M］. 孙忠，译. 北京：中国市场出版社，2008.

[39] 项保华，李庆华. 企业战略理论综述［J］. 经济学动态，2000（7）：70-74.

[40] 项国鹏，杨卓. 战略分析工具：研究脉络梳理及分析框架构建［J］. 科技进步与对策，2014，31（19）：155-160.

[41] 徐飞. 战略管理［M］. 2 版. 北京：中国人民大学出版社，2013.

[42] 薛迪. 我国医院战略管理实践的基础［J］. 中国医院管理，2004，24（7）：13-15.

[43] 薛辉，杨文胜. 平衡计分卡在医院绩效管理体系中的应用［J］. 统计与决策，2012（18）：183-185.

[44] 闫建，娄文龙. 西方国家的政府管制变迁及其启示［J］. 改革与战略，2011，27（1）：175-179.

[45] 杨锡怀，王江. 企业战略管理：理论与案例［M］. 3 版. 北京：高等教育出版社，2010.

[46] 宇燕，席涛. 监管型市场与政府管制：美国政府管制制度演变分析［J］. 世界经济，2003（5）：3-26.

[47] 袁浩文，杨莉. 国内外整合医疗理论、实践及效果评价［J］. 中国循证医学杂志，2020，20（5）：585-592.

[48] 张福征, 阴赪宏, 朱慧芳. 对大型医院战略管理几个维度的思考 [J]. 中华医院管理杂志, 2005, 21 (11): 725-728.

[49] 张雪平, 吴应宇. 波特战略管理思想的演进及启示 [J]. 江苏社会科学, 2014 (2): 59-65.

[50] 郑淑华. 平衡计分卡在医院经济管理中的应用研究 [J]. 经济问题探索, 2013 (12): 159-163.

[51] 周海沙, 李卫平. 公立医院治理研究的相关概念阐释 [J]. 中国医院管理, 2005, 25 (8): 24-27.

[52] 周莉莉, 姚刚, 任宇飞, 等. 基于医院核心财务的医院资源规划业务管理分析 [J]. 中国医院管理, 2017, 37 (1): 68-70.

[53] KONG E. The strategic importance of intellectual capital in the non-profit sector [J]. Journal of Intellectual Capital, 2007, 8 (4): 721-731.

[54] PRAHALAD C K, HAMEL G. The core competence of the corporation [J]. Harvard Business Review, 1990, 68 (3): 79-91.

[55] SANTIAGO J. Use of the balanced scorecard to improve the quality of behavioral health care [J]. Psychiatric Services, 1999, 50 (12): 1571-1576.

[56] SPEZIALE, G. Strategic management of a healthcare organization: engagement, behavioural indicators, and clinical performance [J]. European Heart Journal Supplements, 2015 (12): 3-7.

[57] RADNOR Z, LOVELL B. Success factors for implementation of the balanced scorecard in a NHS multi-agency setting [J]. International Journal of Health Care Quality Assurance, 2003, 16 (2-3): 99-108.

[58] WERNERFELT B. A resource-based view of the firm [J]. Strategic Management Journal, 1984, 5 (2): 171-180.

[59] ZELMAN W N, PINK G H, MATTHIAS C B. Use of the balanced scorecard in health care. [J]. Journal of Health Care Finance, 2003, 29 (4): 1-16.

后　记

　　时光奔腾，岁月向前。任职河南省肿瘤医院总会计师已历9年，正是健康中国战略实施、新医改深化、公立医院综合改革突飞猛进的关键时期。在革故鼎新的宏大历史背景下，我有幸分管多项事关医院运营发展的工作和项目。起初，在医院发展蓝图画卷中，我着墨最多的是预算管理。随着工作纵深推进，我对预算管理的认识"登堂入室"，有了更深层次的见解——预算作为资源配置工具，如果没有战略作为指引，科学评估预算目标、平衡各个项目顺序，实现全面预算极其困难。也就是说，有明确的医院战略，并能够将战略量化、细化，融入年度计划中，是科学编制预算的前提。

　　有人说，做不做战略规划，短期内看不出成效。但是纵观业内，过去10年，发展迅猛的医院，无一例外都有战略规划引领导航。譬如，10年前，有两家医院规模、实力、品牌、影响力旗鼓相当。其中一家战略目标清晰，并有系统的发展策略、落地路径，乘着新医改东风实现了快速发展。经过10年励精图治，业务规模达到另一家医院的两倍，在学科排行榜上更是遥遥领先。这样的案例在近10年间次第上演，生动地昭示着一种趋势：对于以经营为主要任务的企业而言，战略管理极其重要。

对于承担着健康保障职能、具有事业单位属性、资金流量巨大，同时具有经济体属性的医院而言，战略管理事关未来，已经到了非做不可的地步。探索战略管理和医院运营，正是编写这部书的初衷和意义。

是不是所有的医院都需要战略管理？带着这个问题，我收集、分析了过去几年部分省级、市级、县级医院的运营数据，并对几位院长做了深度访谈。这几位院长，都是深耕医院管理、具有实战经验的管理专家，对运营管理有着独到见解。他们共同的特点是，在任职期间，所掌舵的医院都取得了长足发展。通过全面复盘、深度剖析，我们产生了共识：超前一步的战略谋划、系统科学的落地措施是制胜关键。同时，我深深意识到：当下，省级、市级、县级医院面临的外部环境、运营压力千差万别。比较而言，省级、县级医院具有更多的战略方式选择，而市级医院面临的竞争较为激烈。少数先知先觉的市级医院已经实现了一家独大，可以淡定从容地实施精细化运营管理来应对挑战，而部分市级医院，由于错过了战略规划的时间窗口，将来面临的困难会越来越多，前进的步履会越来越艰难。

我履职的河南省肿瘤医院，党委书记、院长张建功一贯高度重视战略管理、顶层设计。2014 年，建功书记发起了编制《十年发展战略规划》的任务。他亲自参与，引入 SWOT 分析科学管理工具，发动学科主任、党总支书记，提高参与度、提升执行力，遴选专业匹配度高、综合素质优的博士执笔，对标国内最好的几家肿瘤医院，深入研究医院、学科面临的机遇和挑战、优势和劣势，从而量化发展目标、细化发展路径。初稿形成后，医院组织科主任公开、集中汇报。数次邀请专家指导、组织多轮讲评，集全院之力、全院之智，用了整整一年时间，完成了2014—2023年的战略发展规划编制工作。应该说，这么规范、深度、系统地开展战略规划，当时在国内还不多见。

2017年，为了能够将战略科学落地，在建功书记的带动下，医院和中央财经大学刘俊勇教授深度合作，在全国医疗领域率先启动了战略地图、平衡计分卡项目。刘教授采用行动学习法，边介绍理论，边辅导推动实践，带领核心骨干，用一年的时间，制定出了国内领先的第一版医院发展战略地图、平衡计分卡。

项目实施后，围绕发展目标，结合外部环境变化和医院实际，战略地图和平衡计分卡每年都有更新，医院的发展思路越来越清晰，各个层面认识越来越趋同。在系统汲取两个管理工具精华的基础上，医院提出了"目标、量化、协同"（简称OMC）科学管理思维，用于指导医院管理的各个方面。同时，基于这个思维，重构了综合目标管理指标体系和责任书内容，探索形成了以绩效为导向的预算编制模板。

目前，医院通过"确定战略事项、制订年度计划、细化预算编制、年中运营复盘、年末综合考核"五大步骤，形成了清晰的基于信息化的战略落地路径，覆盖医院层面、职能部门层面，并做了业务部门层面的尝试。应该说，通过近 9 年的实践，"思想统一、方法统一、行动统一、语言统一"的科学管理新范式正在形成，围绕战略的全生命周期管理持续发力。

几年来，我院各项事业得到了快速发展。不管是医院层面，还是科室层面，都有清晰的发展目标和实施路径，每个管理者身上都有明确的考核指标，大家心往一处想，劲儿往一处使，医院呈现出欣欣向荣的发展态势。各项运营指标持续向好，学科影响力、专科美誉度持续增强，社会满意度、职工满意度持续提升。在这个过程中，以战略管理为引领的科学管理体系发挥了难以估量的作用。

在战略目标制定以及战略管理落地过程中，作为项目负责人，我和团队深入研究了战略、愿景、价值观等相关理论，拓展研究了国内外知名企业、医院的战略管理相关资料，养成了关注医改政策、系统思考医疗卫生体系的习惯。我深刻感受到：作为兼具社会责任和企业属性的医院，在战略制定和运营管理上，存在诸多不同，传统的"成本优先、差异化、聚焦"三大战略模式很难套用在医院这个组织上；同时，作为知识型员工更加集中的组织，战略制定需要更多团队的参与，战略管理也需要更多的柔性和更深更广的协同；作为卫生体系的组成部分，医改政策、教育制度、经济发展、技术进步、社会治理能力等因素都给医院发展带来了非常密切的影响。这也意味着，不同类别、不同层级的医院在不同的发展时期，战略管理的重要性不同、战略实施的路径不同。这给医院战略管理理论研究带来了巨大的机会和空间。同时，我相信，在将来，在各种发展挑战之下，高质量发展、提高医院运营效率、发展模式转型既是政府的倡导，也是医院的必然选择。研究战略、科学运营，会是未来每家医院必修的功课。

基于此，我和团队查阅大量文献，深入思考研讨，对过去 9 年的思路和实践进行了系统梳理和总结，用十分的勇气、十二分的真诚，耗时 1 年，数易其稿，精心打磨成这本书，呈现给热爱管理事业的同道们。希望能够抛砖引玉，启迪来者，引起理论界对医院战略管理的关注。同时力求通俗易懂、简洁实用，对医院和相关行业管理者起到借鉴作用。

是为后记。

韩斌斌

2021 年 8 月